Was kommt bei Demenz auf uns zu?

Ina Riechert

Was kommt bei Demenz auf uns zu?

Ein Ratgeber für Angehörige und Betreuende

Unter Mitarbeit von Andreas Bockholt,
Susanne Büscher, Marianne Giesert,
Gustav Kuhweide und Angelika Maaßen

Mit einem Geleitwort von Dr. Henning Scherf,
Bürgermeister von Bremen a. D.

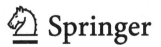 Springer

Ina Riechert
Hamburg, Deutschland

ISBN 978-3-662-62849-2   ISBN 978-3-662-62850-8   (eBook)
https://doi.org/10.1007/978-3-662-62850-8

Die Deutsche Nationalbibliothek verzeichnet diese Publikation in der Deutschen Nationalbibliografie;
detaillierte bibliografische Daten sind im Internet über http://dnb.d-nb.de abrufbar.

Illustrationen von Irm Wundenberg, Hamburg
Einbandabbildung: © lpictures/stock.adobe.com

Planung/Lektorat: Heiko Sawczuk, Angelika Schulz, Judith Danziger
Springer ist ein Imprint der eingetragenen Gesellschaft Springer-Verlag GmbH, DE und ist ein Teil von
Springer Nature.
Die Anschrift der Gesellschaft ist: Heidelberger Platz 3, 14197 Berlin, Germany

Die Würde des Menschen ist unantastbar.

(Artikel 1 Grundgesetz)

Geleitwort

Vertraut werden, vertraut bleiben im Zusammenleben mit dementen Familienangehörigen, Freunden und Nachbarn – das ist für immer mehr Menschen eine große Herausforderung. Da ist es hilfreich, Erfahrungen anderer Betroffener kennenzulernen und sich über vergleichbare Erfahrungen auszutauschen. Sich gegenseitig zu ermutigen, hilft und beugt resignativen Einbrüchen vor.

Der hier vorgelegte Ratgeber für Angehörige von Menschen mit Demenz ist solch eine Hilfe. Ich danke den Autorinnen und Autoren für das zusammengetragene Unterstützungspaket.

Es wäre schön, wenn viele Menschen diese Anregungen aufnehmen und gestärkt in ihrem Alltag mit dementen Menschen den Herausforderungen standhalten würden.

Dr. Henning Scherf
Bremens Bürgermeister a. D.

Vorwort

Irgendwann kommt man in das Alter, in dem die eigenen Eltern und auch die der anderen im Umfeld alt werden. Die Erfahrungen mit alten und teilweise auch mit dementen Eltern sind in dieser Zeit natürlich immer ein Gesprächsthema, wenn wir uns treffen.

Mein Mütterlein hat viele Jahre in einem Pflegeheim gelebt. In diesem Heim war ich mehrere Jahre Heimbeirat und hatte zusätzlich viel Kontakt mit Angehörigen. So habe ich die Situation vom Angehörigen und von Menschen mit Demenz von verschiedenen Seiten kennengelernt. Im Umgang mit Menschen mit Demenz gilt es für mich, zwei ganz wichtige Begriffe mit Inhalt zu füllen: Würde und Autonomie bis zum Tod.

Als mir dieses Buchprojekt angetragen wurde, hatte ich mich mit vielen Themen schon beschäftigt und vieles recherchiert. Zwei entscheidende Impulse habe ich von Gesprächen mit Dr. Henning Scherf (er engagiert sich seit langem für Senioren und Menschen mit Demenz) und Angelika Maaßen bekommen.

Dr. Henning Scherf hat mir eingeschärft, dass Menschen mit Demenz unbedingt in ihrer häuslichen Umgebung und ihrem sozialen Umfeld bleiben müssen und dies an vielen Beispielen erläutert. Angelika Maaßen berät seit 30 Jahren Angehörige von Menschen mit Demenz. Sie hat mir die Not und die psychischen Belastungen von Angehörigen deutlich vor Augen geführt und mir damit gezeigt, wie wichtig der Blick auf die Situation der Angehörigen ist.

Menschen mit Demenz möglichst in ihrem sozialen Umfeld zu belassen, fordert pflegende Angehörige in besonderer Weise heraus, sofern nicht ein ganzes Dorf von Unterstützern zur Verfügung steht. Da liegt es nahe, den

Angehörigen Wege aufzuzeigen, sich vor Überforderung zu schützen und auf sich achtzugeben. Besonders wichtig ist mir dabei die innere Haltung, mit der Angehörige diese Aufgabe bewältigen können. Ich habe mich mit der Frage beschäftigt: Mit welcher inneren Haltung können es die betreuenden Angehörigen leichter haben und sich gegen Überforderung und Ausbrennen wappnen?

Alle Fallerzählungen sind Geschichten aus dem wahren Leben, ich habe sie selbstverständlich anonymisiert, um die Betroffenen zu schützen.

Alle geschilderten Fälle handeln von Menschen mit Demenz. Das wollte ich nicht bei jedem Fall wieder neu erwähnen.

Für die betreuenden Angehörigen habe ich im Manuskript häufig die weibliche Form gewählt, weil die meisten Betreuenden Frauen sind. Die männlichen Angehörigen sollen sich natürlich auch angesprochen fühlen und werden sonst kurzerhand zu Frauen ehrenhalber ernannt.

Am Ende des Vorworts möchte ich einige Worte zur Pandemie sagen, denn Teile des Manuskripts sind während der Pandemie entstanden – der Pandemie mit einem Virus, das uns zum Schutz vor Ansteckung mit Kontaktbeschränkungen, Isolation und Quarantäne in unseren menschlichsten Bedürfnissen nach Nähe und Begegnung besonders trifft. Hart hat es auch die Menschen mit Demenz und deren Angehörige getroffen mit fatalen Folgen für beide Seiten. Die Menschen mit Demenz sind verkümmert, fehlten doch die Nähe, Berührungen, Gespräche, Anregungen und Austausch mit den jüngeren Angehörigen, Betreuerinnen und Betreuern. Bei vielen von ihnen konnten die Folgen der sozialen Isolierung beobachtet werden als Unverständnis, Hilflosigkeit, innerer Rückzug, Verstummen und Verkümmern von noch lebendigen Fähigkeiten.

Für Angehörige und Betreuende ist diese Situation nicht minder belastend. Es wurden durch die Pandemie viele Gelegenheiten zum Kontakt, für kleinere Aktivitäten und mögliche Höhepunkte im Zusammensein mit den Menschen mit Demenz beschnitten. Für die eigene Psychohygiene und den Ausgleich für schwierige Situationen sind die Möglichkeiten auch für die Betreuenden begrenzt und stellen eine zusätzliche Belastung für sie dar.

Die Pandemie hat uns deutlich vor Augen geführt, wie sehr wir leiden, wenn Begegnungen mit anderen Menschen fehlen, und wie lebenswichtig ein soziales Miteinander für unsere eigene Lebendigkeit und unsere menschliche Entwicklung ist.

Ina Riechert

Danksagung

Meinem alten Mütterlein habe ich zu verdanken, dass ich überhaupt mit diesem Thema konfrontiert worden bin.

Allen Freundinnen, Nachbarinnen, Kolleginnen und allen anderen, mit denen ich über das Buchprojekt gesprochen habe und die mit ihren Erfahrungsberichten aus dem Leben mit eigenen Eltern und Freunden in unterschiedlichen Stadien einer demenziellen Entwicklung zu diesem Buch beigetragen, danke ich ganz herzlich.

Ganz besonders danke ich meinem Ehemann Sigi Kuck, der mit seiner Entschiedenheit und mit viel Ermutigung dazu beigetragen hat, dass ich auch in schwierigen Zeiten durchgehalten habe.

Dieses Buch ist mit der Mitwirkung und dem Sachverstand von zahlreichen Expertinnen und Experten entstanden. Dafür sei Sabine Becker (Heimleitung), Andreas Bockholt (Neurologe), Susanne Büscher (Ernährung), Jacqueline Kliebsch (Seniorenbegleiterin), Gustav Kuhweide (Fotos), Angelika Maaßen (Psychotherapeutin und Beraterin für Angehörige), Ilse Rossmann (Sterbebegleiterin) und Claudia Stein (Altenpflegerin) an dieser Stelle noch einmal ganz herzlich gedankt.

Große Teile des Manuskripts sind bei Petra und Gustav Kuhweide in der Eifel entstanden. Dort konnte ich mit viel Ruhe und Weitblick bei leckerer Kuhweidescher Küche ungestört arbeiten. Die Hündin Bella hat meine Arbeit bewacht und musste dafür ab und zu gekrault werden. An alle drei ein dickes Dankeschön!

Mein Dank gilt auch Haike Gerdes-Franke. Sie hat mich zum Denken und Schreiben auf Hiddensee beherbergt und war eine kritische Zuhörerin bei der Beschreibung von komplexen Konzepten und Zusammenhängen.

Britta Timm hat mich tatkräftig unterstützt, als ich ratlos mit einem Diktat auf Kassette nicht wusste, wie ich dies hörend und schreibend in einen Text verwandeln sollte.

Petra Kuhweide, Judith Futar-Klahn und Thees Klahn danke ich ganz besonders für kritisches Korrekturlesen und hilfreiche Kommentare. Mit dem eigenen Manuskript kommt man an einen Punkt, da sieht man keine Fehler und Unklarheiten mehr. Das ist vergleichbar mit dem prüfenden Blick nach dem Streichen einer weißen Wand. Christel Wittkamp danke ich für die langen Spaziergänge mit Hündin Stella und einem offenen Gedankenaustausch über das Thema Sterben und den Tod.

Ganz herzlichen Dank an Frau Felsch als unkomplizierte Helferin in der Not.

Herzlichen Dank auch an Frau Böhle für das aufmerksame und kritische Lektorat.

Mein Dank gilt auch Herrn Sawczuk und Frau Schulz, die nicht nur dieses Buch betreut, sondern auch mich geduldig beraten haben.

Und was wäre dieses Buch ohne die wunderbaren und einfühlsamen Illustrationen von Irm Wundenberg! Ganz herzlichen Dank für die spontane Zusage, an diesem Buch mitzuarbeiten.

Inhaltsverzeichnis

Über die Autorin

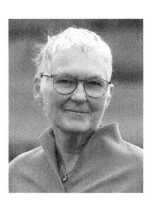

Ina Riechert ist Diplompsychologin, Psychologische Psychotherapeutin. Sie hat fast 30 Jahre in der beruflichen Wiedereingliederung von Menschen mit psychischen Störungen gearbeitet. Ihr besonderes Interesse gilt den psychischen Belastungen am Arbeitsplatz sowie der Gestaltung von gesundheitsförderlichen Arbeitsbedingungen. Sie betreute ihre Mutter, die viele Jahre in einem Pflegeheim lebte. In diesem Heim war sie Heimfürsprecherin und Mitglied des Heimbeirates.

Autorin von „Psychische Störungen bei Mitarbeitern", Springer-Verlag, 2. überarbeitete Auflage 2015. Autorin gemeinsam mit E. Habib von „Betriebliches Eingliederungsmanagement bei Mitarbeitern mit psychischen Störungen", Springer Verlag, 2017.

1

Ist das noch tüdelig oder schon dement?

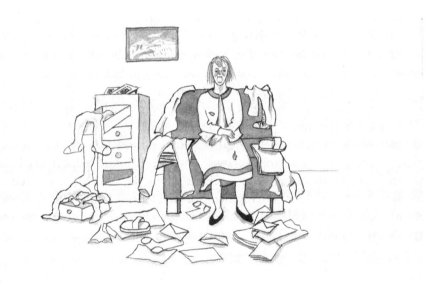

I. Riechert, *Was kommt bei Demenz auf uns zu?*,
https://doi.org/10.1007/978-3-662-62850-8_1

Oft wird beim Vergessen von Worten bzw. Dingen gewitzelt und die Frage gestellt, bin ich jetzt tüdelig oder schon dement?

In diesem Kapitel erfahren Sie etwas über das kognitive und das Leibgedächtnis. Sie finden Beschreibungen von Demenz-Frühwarnsymptomen, Handlungs- und Unterstützungsmöglichkeiten, sowie Tipps für Angehörige.

Die Krankheit entwickelt sich schleichend. Es ist ratsam, im frühen Anfangsstadium zu handeln. Zwar gibt es bis heute keine Möglichkeit, eine Alzheimer-Erkrankung zu heilen, aber sie lässt sich durchaus medikamentös und mit begleitenden Maßnahmen positiv beeinflussen.

1.1   Ist das nur tüdelig oder schon dement?

Erinnern Sie sich, wie es Ihnen erging, als Sie einem Menschen begegneten, dessen Namen Sie nicht mehr wussten, oder wie Sie einmal ohne Portemonnaie an der Kasse im Supermarkt standen? Passierte es Ihnen schon mal, dass Sie mitten im Satz den Faden verloren haben oder losmarschiert sind und plötzlich nicht mehr wussten, wo Sie eigentlich hinwollten?

Das sind doch Erfahrungen, die wir aus dem eigenen Alltag kennen – wenn uns plötzlich ein Wort fehlt, oder etwas Wesentliches vergessen wird.

Wie sind wir mit dieser Situation umgegangen?

Fühlen wir Scham, vielleicht sogar Angst, wenn so etwas öfters vorkam?

Ich erinnere genau meine Verzweiflung, als ich mich dabei erwischte, dass ich zum wiederholten Mal meinen Mann anrufen musste, weil ich vergessen hatte, das Fahrradhäuschen abzuschließen, den Schlüssel stecken ließ, meinen Fahrradschlüssel zu Hause vergessen hatte und schon im Büro angekommen war. Da mag man meinen, was macht das schon …

Es kann aber auch anders kommen.

Plötzlich verändert sich etwas

Bei Else Beier entwickelte sich die Krankheit sehr langsam und schleichend. Sie arbeitete als Trainerin bei einem Sportverein. Anfangs vergaß sie die Anzahl der Wiederholungen und wechselte für die Gruppe viel zu schnell zur nächsten Übung. Dann vergaß sie bei Übungen, die sowohl rechts und links durchgeführt werden, die zweite Seite anzusagen. Sie war nach ihren Stunden oft verunsichert, ob denn die Gruppe mit ihren Anleitungen zufrieden war und musste immer wieder bei einzelnen Gruppenmitgliedern nachfragen. Im weiteren Verlauf bemerkte sie ihre Vergesslichkeit und strengte sich sehr an, auf alles genau zu achten. Die Nächte vor den Trainingsstunden konnte sie kaum schlafen und ihre Stunden gerieten zu einer merkwürdigen Mischung von halb angesagten und durchgeführten Übungen, sodass immer mehr Teil-

nehmer wegblieben. Gruppenteilnehmerinnen und -teilnehmer, die schon lange bei ihr trainierten, wunderten sich zunehmend und dachten bei sich:
Mit Else stimmt etwas nicht.

So oder so ähnlich fangen viele Fallgeschichten an. Immer stehen die Frage und die Befürchtung im Raum: „Ist das nur tüdelig oder schon dement?" In einem frühen Stadium von Demenz haben die Betroffenen noch ein Bewusstsein für die erfahrenen Verluste ihrer Fähigkeiten. Vielen gelingt es auch, eine ganze Weile mit geschickten Manövern die beginnende Erkrankung zu überspielen. Darin sind sie zu Beginn der Erkrankung wahre Meister.

Gegenangriff

Edith Hahn wurde im Rahmen einer ärztlichen Untersuchung zur Prüfung ihrer Orientierung nach dem Wochentag, dem Datum und nach ihren Kindern gefragt. Dabei zeigte sie schon einige Unsicherheiten. Bei der Frage nach dem Beruf ihrer Tochter musste sie passen und empört platzte es aus ihr heraus: „Fragen Sie sie doch selber!"

„Schön, dass ich euch habe"

Gertrud Gerber lebt in einem Seniorenheim. Sie nutzte bei den Telefonaten mit ihren Kindern phrasenhaft immer den Satz „schön, dass ich euch habe". Er sollte darüber hinwegtäuschen, dass sie vieles nicht mehr mitbekam. Die Kinder waren anfangs erfreut über diesen Satz. Hatte die Mutter ihn doch früher nie benutzt. Doch je häufiger sie ihn in den Telefonaten anbrachte, desto sicherer waren sie, dass dieser Satz eher dazu diente, den Verlust von Fähigkeiten zu verstecken und das Sicherheitsbedürfnis der Mutter auszudrücken.

Außenstehenden fällt eine Veränderung sicherlich schneller auf als denjenigen, die direkt mit einem Menschen zusammenleben, der am Beginn einer demenziellen Entwicklung steht. Angehörigen geht es oft ähnlich wie den Menschen mit beginnender Demenz. Sie wollen nicht glauben, dass der geliebte und vertraute Mensch sich verändert und möglicherweise an einer Demenz erkrankt ist. Sie fragen sich immer wieder ernsthaft: „Ist das nur tüdelig oder schon dement?" Diese Frage lässt sich zu Beginn der Erkrankung meist gar nicht so einfach beantworten. Wichtig wäre jedoch, so bald wie möglich mithilfe von Ärztinnen und Ärzten eine Antwort zu finden und eine Klärung herbeizuführen.

Ein Hindernis für eine rasche Klärung und Diagnose ist jedoch, dass eine beginnende Demenz nicht nur bei den Betroffenen selbst, sondern auch bei den Angehörigen Unsicherheit, Scham und Angst auslöst und dass im Grunde genommen beide Seiten eine beginnende Demenz nicht wahrhaben wollen. Die Scham verhindert ein vertrauensvolles Gespräch mit Angehörigen, dem sozialen Umfeld und mit Fachleuten. Eigene Ängste vor der Krankheit werden abgewehrt, wie das folgende Beispiel zeigt.

„Ich will es gar nicht wissen"

Elisabeth Gruber und Marie Voss sind sehr gute Freundinnen und kennen sich schon ewig. Marie bemerkt, dass Elisabeth sich verändert. Sie hat auffällige Gedächtnislücken und Orientierungsprobleme. Der Ehemann von Elisabeth geht eher seine eigenen Wege und bemerkt die Veränderungen seiner Frau nicht. Aber Marie macht sich Sorgen. Sie spricht die erwachsene Tochter von Elisabeth an und berichtet von ihren Beobachtungen, Sorgen und Befürchtungen, dass ihre Freundin langsam dement werden könne. Die Antwort der Tochter ist hart: „Das will ich gar nicht wissen."

Die Folgen sind leider fatal. Der Mensch mit einer beginnenden Demenz bleibt mit seinen Ängsten und Nöten allein, erfährt vielleicht sogar noch Beschämung und Ablehnung und gerät in eine Spirale von Einsamkeit und Hilflosigkeit.

Ich möchte mit diesem Ratgeber Mut machen, sich zu informieren und rechtzeitig zu handeln. Dazu sollen die folgenden Informationen helfen.

Die Alzheimer-Gesellschaft steht Betroffenen gerne zur Seite, verlangt jedoch vorher eine medizinische Abklärung und Diagnose. Insofern ist schnelles Handeln von Vorteil, da es die Unterstützungs- und Beratungsmöglichkeiten extrem verbessert und auch die Angehörigen entlastet.

1.2   Medizinische und fachliche Informationen

Demenz ist der Oberbegriff
Es gibt viele unterschiedliche Demenzformen.

- **Primäre Demenz** – sie ist ursächlich direkt auf Veränderungen im Gehirn zurückzuführen und ist nach dem derzeitigen Stand der Medizin nicht umkehrbar. Sie ist gekennzeichnet durch den Verlust von kognitiven (geistigen), emotionalen und sozialen Fähigkeiten.

- **Sekundäre Demenzen** sind eher Folgeerscheinungen von über 50 Grunderkrankungen und nicht auf Abbauprozesse im Gehirn zurückzuführen.

Die primären Demenzen bilden einen Schwerpunkt in der Bevölkerung. Bei den primären Demenzen stehen zwei Hauptdiagnosen im Vordergrund: Die **Alzheimer-Demenz** und die **vaskuläre Demenz (Arterienverkalkung)**. Mehr als die Hälfte aller Demenzerkrankungen sind auf eine Alzheimer-Erkrankung zurückzuführen. Sie ist die häufigste Form der Demenz.

Alzheimer-Erkrankung
Die Alzheimersche Krankheit trägt ihren Namen seit über 100 Jahren. Seitdem die medizinische Fachwelt 1906 auf diese Krankheit erstmals aufmerksam gemacht worden ist, sind die Forscher ihrer Ursache noch immer nicht vollends auf die Spur gekommen.

Der Verlauf der Alzheimerschen Krankheit besteht in einem schrittweisen Abbau einer großen Anzahl von Nervenzellen in den Bereichen der Hirnrinde, die für die sogenannten höheren Funktionen wie Gedächtnis, Lernen und Urteilsvermögen verantwortlich sind. Der jeweilige Grad der Zerstörung und die Lage der betroffenen Hirnregionen bestimmen den Grad und das Erscheinungsbild der Demenz. Die verringerte Anzahl an funktionstüchtigen Nervenzellen kann die allgemeine Hirnleistungsstörung erklären.

Vaskuläre Demenz
Die vaskuläre Demenz wird durch Arterienverkalkung der kleinen Arterien im Gehirn verursacht. Die versorgenden Blutgefäße sind deshalb nicht mehr durchgängig genug, um die Gehirnzellen mit Sauerstoff und Nährstoffen zu versorgen. Die Folge ist eine verminderte Durchblutung und somit auch eine verminderte Leistungsfähigkeit des Gehirns.

Es kommt zu Schwankungen der geistigen Fähigkeiten über den Tag verteilt oder tageweise, wobei es gute und schlechte Tage geben kann. Weitere Symptome können Bewegungsstörungen, Einschränkungen in der Wahrnehmung und psychische Veränderungen sein.

1.3 Exkurs: kognitives Gedächtnis und Leibgedächtnis

Der Mensch verfügt über zwei Gedächtnissysteme: Das eine ist das Gedächtnis des Denkens, **das kognitive Gedächtnis.** In diesem System merken wir uns erlerntes Wissen, Namen und Daten, Fakten und die Reihenfolge der

Ereignisse. Dieses Gedächtnissystem wird vor allem in der Schule, im Beruf und in anderen Lernsituationen trainiert. Dieses Gedächtnis des Denkens wird durch die Demenz beschädigt und schwindet.

Das zweite Gedächtnissystem ist das **Gedächtnis des Erlebens,** das Gedächtnis der Sinne und des Körpers. Es wird auch das **Leibgedächtnis** genannt. Es ist nach dem mittelhochdeutschen Wort „lip" benannt und bedeutet Leben, Erleben. Das Leibgedächtnis hütet und bewahrt unsere Lebenserfahrungen, ohne dass wir uns ihrer immer bewusst sind. Zumeist ist das Leibgedächtnis tiefer und anhaltender als das kognitive Gedächtnis.

Ich will etwas näher ausführen, was damit gemeint ist. Im Leibgedächtnis werden Sinneswahrnehmungen, Eindrücke, Gefühle, Atmosphären, kleine Szenen und Episoden gespeichert. Beziehungen und Bindungen spielen auch eine Rolle und werden in den gespeicherten Szenen bewahrt. Auch eingeübte sich wiederholende Bewegungsabläufe wie beispielsweise Laufen, Schreiben, Radfahren, Tanzen, Musizieren werden im Leibgedächtnis gespeichert. Es sind keine besonderen Gedächtnisleistungen erforderlich, um diese Bewegungsabläufe wieder abzurufen. Man muss sich nicht an die einzelnen Bewegungsabläufe erinnern, wenn man ein Fahrrad besteigt oder ein Instrument spielt. Dazu gehören auch all die täglichen Verrichtungen und Routinen wie Kaffee kochen, ein Gericht zubereiten, Gemüse putzen sowie alle Fertigkeiten, die im Laufe des Lebens erworben wurden. Berufliche Abläufe und Routinen sind ebenfalls hier gespeichert.

Leibgedächtnis

Lisa Mohr, 86 Jahre alt, Mutter von fünf Kindern, lebt in einer WG für Menschen mit Demenz. Dort gibt es für die Bewohnerinnen Babypuppen in Lebensgröße. Sie werden von den Bewohnerinnen liebevoll auf den Arm genommen. Lisa Mohr wird durch die Babypuppen an die Erlebnisse mit ihren eigenen Kindern erinnert. Wiegt sie eine der Puppen, strahlt sie und wirkt rundum zufrieden.

Hier hat das Leibgedächtnis alle Bewegungsabläufe, die zur Versorgung von Babys notwendig sind, gespeichert, und allein durch das Vorhandensein einer Babypuppe, werden dies Fähigkeiten automatisch wieder abgerufen. Frau Mohr musste nicht erst überlegen, sondern hat die Puppe gleich in den Arm genommen. Das Leibgedächtnis wusste, was zu tun ist.

Eine Abteilung des Leibgedächtnisses ist das situative Gedächtnis. Es hütet die Fähigkeit, Räume wiederzuerkennen, sich in Räumen wie der eigenen Wohnung, der Nachbarschaft, dem Viertel, der Stadt und im weitesten Sinne in der Heimat zurechtzufinden. Mit den Räumen erfasst das Leibgedächtnis auch Atmosphären, Stimmungen, Wohlbefinden und das Gefühl von Sicherheit, vielleicht sogar Schutz und Geborgenheit.

Mit zunehmender Demenz schwindet zwar die Fähigkeit, sich räumlich z. B. in den Himmelsrichtungen Nord, Süd, Ost und West oder anhand von Landkarten und Stadtplänen zu orientieren, aber das Leibgedächtnis weiß sehr wohl, was oben, unten, vorn und hinten ist.

Das Gedächtnis des Erlebens bewahrt positive wie negative Erinnerungen an all das, was die Menschen bewegt und ihr Herz berührt hat. Diese Erinnerungen werden häufig vom Leibgedächtnis in Szenen und Bildern abgespeichert. Das können Begegnungen mit anderen Menschen oder auch besondere Erlebnisse und Ereignisse sein, die gefühlsmäßig besonders bedeutend waren: Geburtstage, erste Lieben, Tanzstunden und Tanzveranstaltungen, familiäre Feste wie Hochzeit, Taufe, Kommunion, Konfirmation, Geburtstage, erster Schultag, Schulabschluss und vieles mehr. Bei jedem ist das Leibgedächtnis mit anderen Eindrücken gefüllt. Diese werden von außen durch Geräusche, Töne, Melodien, Musik, Gerüche, Begegnungen, andere Menschen oder Dinge aus dem Alltag angestoßen und aktiviert. Eine bestimmte Anregung weckt plötzlich Erinnerungen und oft tauchen dazu auch kleine Szenen auf.

Diese Qualität des Leibgedächtnisses können wir in der Begleitung und Aktivierung von Menschen mit Demenz nutzen. Bekannte Räume und Atmosphären werden gerade bei Menschen mit Demenz wichtig und können zu Sicherheit und Geborgenheit beitragen. Auf die Bedeutung des Verbleibs in bekannten sozialen Räumen werde ich in Kap. 4 noch einmal zurückkommen.

Das Leibgedächtnis kann Brücken zum kognitiven Gedächtnis schlagen. Auch in anderen Situationen kann das Leibgedächtnis Erinnerungen aus dem kognitiven Gedächtnis aktivieren. „Das Gedächtnis der Sinne (das Leibgedächtnis) kann das Gedächtnis des Denkens wieder anregen und Anstöße geben, Neues und Altes verbinden und Erinnerungen lebendig werden lassen." (Baer & Schott-Lange, 2019, S. 16). Das merken wir beispielsweise, wenn beim Singen eines alten Liedes plötzlich alle Strophen im Gedächtnis abgerufen werden können. Wir hören eine Melodie und plötzlich sind alle Strophen wieder präsent. Diese Erfahrung werden sicher schon alle Angehörigen von Menschen mit Demenz gemacht haben, die mit ihren Angehörigen gemeinsam singen.

Singen

Gisa Friedrich ist 93 Jahre alt, sie sitzt mit ihrem Mann auf der Terrasse und sie singen zwei Stunden lang Lieder aus ihrer Jugend. Jedem fällt ein anderes Lied ein und der andere stimmt ein. Mal fällt Gisa, mal ihrem Mann die nächste Strophe ein. Beide singen herrlich falsch und sie strahlen vor Glück und genießen ihre Gemeinsamkeit. Anschließend soll Gisa für die nächsten Tage die Einkaufsliste schreiben. Das bereitet ihr sichtlich große Schwierigkeiten.

„... mag das Gedächtnis des Denkens noch sehr zurückgehen und zerrüttet werden, das Gedächtnis des Körpers, das Gedächtnis der Sinne, das situative Gedächtnis, kurz: das Gedächtnis des Herzens, bleiben bestehen und damit lange zugänglich." (Baer & Schott-Lange, 2019, S. 18)

Das Wissen um das Leibgedächtnis gibt Hoffnung und Richtung für den weiteren Weg in der Begleitung und Betreuung von Menschen mit Demenz und die Gewissheit: „Das Herz wird nicht dement." (Baer & Schott-Lange, 2019, S. 18)

1.4   Wie kann diese Krankheit im Frühstadium erkannt werden?

Sieben Warnzeichen für Demenz

In der Fachliteratur finden sich immer wieder folgende sieben Warnzeichen: Die betroffene Person ...

- wiederholt immer die gleiche Frage,
- erzählt immer wieder die gleiche kurze Geschichte,
- weiß nicht mehr, wie verschiedene alltägliche Verrichtungen funktionieren (kochen, putzen, einkaufen, fernsehen, Karten spielen),
- verliert den sicheren Umgang mit Geld,
- findet viele Gegenstände nicht mehr wieder oder legt sie an ungewöhnliche Plätze (Gebiss im Kühlschrank) und verdächtigt andere Personen, den vermissten Gegenstand geklaut zu haben,
- vernachlässigt offensichtlich ihr Äußeres und bestreitet die Vernachlässigung,
- antwortet auf Fragen, indem sie die gestellte Frage wiederholt.

Im Verlauf der Erkrankung funktionieren das Langzeitgedächtnis und das emotionale Gedächtnis meist noch eine längere Zeit gut, während das Lernen und das Kurzzeitgedächtnis zuerst und am stärksten eingeschränkt sind.

Symptome

Demenz hat kein einheitliches Krankheitsbild. Es gibt unterschiedliche Symptome, die sich aber auch im Krankheitsverlauf verändern können – sowohl kognitive als auch nicht kognitive Symptome.

Unter kognitiven Symptomen versteht man

- Beeinträchtigungen des Gedächtnisses,
- Beeinträchtigungen der zeitlichen und örtlichen Orientierung,
- Wortfindungsstörungen,
- Beeinträchtigungen beim komplexen Denken sowie Störungen beim Planen und Problemlösen.

Beispiele

Bernd Becker ist verzweifelt, er erkennt seine Frau nicht wieder. Sie steht mitten in der Nacht auf und weckt ihren Mann mit der dringenden Aufforderung, dass längst die Zeit für das Frühstück gekommen sei.

Brigitte Abel ruft besorgt eine Freundin an und sagt: „Du, hier in der Wohnung ist ein fremder Mann, der behauptet, mein Klaus zu sein." Sie fühlt sich von diesem fremden Mann bedroht und ruft die Polizei. Der fremde Mann in ihrer Wohnung ist ihr Ehemann, mit dem sie seit Jahrzehnten verheiratet ist.

Horst Peters möchte noch einmal seinen Sohn besuchen, setzt sich in sein Auto und fährt nach Uelzen. Er hat völlig vergessen, dass sein Sohn dort schon lange nicht mehr wohnt. Er dreht wieder um und fährt in seinen Heimatort zurück, stellt das Auto ab und geht nach Hause. Die Tochter bemerkt, dass das Auto nicht in der Garage steht und macht sich auf die Suche, nachdem der Vater nicht mehr weiß, wo er das Auto abgestellt hat. Nach langer Suche findet sich das Auto vor dem Rathaus in seinem Wohnort, und der Schlüssel steckt.

Nicht kognitive Symptome – das sind Symptome, die nicht das Gedächtnis und des Denkens betreffen – spielen in der Diagnostik oft nur eine untergeordnete Rolle. Im Zusammenleben, in der häuslichen und stationären Pflege werden sie jedoch als entscheidende Belastung beschrieben.

Zu diesen Symptomen zählen:

- Wahrnehmungsveränderungen: Verkennungen, Halluzinationen oder Wahnvorstellungen
- Affektive Veränderungen: Veränderungen in der Stimmung und der Gefühlslage, Niedergeschlagenheit, Depressionen, Ängste
- Persönlichkeitsveränderungen: Gleichgültigkeit, Reizbarkeit, Aggressionen, Feindseligkeiten, Enthemmung, Unruhe
- Neurovegetative Veränderungen: Sie betreffen das Schlafverhalten während der Nacht, den Tag-Nacht-Rhythmus sowie den Appetit und das Essen

---

„Käfer in der Wohnung" – eine Wahnvorstellung?

Rita Wolf ist 70 Jahre alt. Vor einem Jahr ist sie in eine neue Wohnung umgezogen. Eine demenzielle Entwicklung bleibt bei ihr sehr lange unbemerkt. Doch ihre Freundinnen werden hellhörig, als sie bemerken, dass der Einzug mit dem Auspacken stockt und sie immer vergesslicher wird. Es fällt ihr schwer, die Möbel aufzustellen und sich einzurichten. Sie kann sich nicht entscheiden. Zusätzlich berichtet sie von kleinen Käfern, die von der Zimmerdecke fallen, sie beißen und Kleidung und Möbel anknabbern. Niemand hat diese Käfer bisher gesehen und die „Knabberstellen" an Möbeln und Kleidungsstücken wirken eher wie kleine Macken und Gebrauchsspuren.

Die Ärzte, denen sie die vermeintlichen Hautveränderungen zeigt, schicken sie wieder weg. Ein Hautarzt empfiehlt ihr schließlich, sich bei einem Facharzt für Neurologie und Psychiatrie vorzustellen.

Es dauert noch Monate, bis sie mithilfe ihrer Freundinnen einen Termin bei einem Neurologen bekommt und in Begleitung ihrer Freundin dort auch erscheint. Dieser Arzt diagnostiziert eine beginnende Alzheimer-Demenz.

Es gibt eine weitere Erscheinung, die bei älteren Menschen in Verbindung mit Krankenhausaufenthalten und Operationen auftreten kann:

Das Durchgangssyndrom

Dieses Syndrom tritt bei 50% der älteren Patientinnen und Patienten im Krankenhaus auf. Sie sind häufig verwirrt, ängstlich, extrem nervös, manchmal treten auch Halluzinationen auf. Das hängt mit vielen verschiedenen Faktoren zusammen, wie z. B. Beruhigungsmitteln, einer Narkose und dem Aufenthalt im Krankenhaus ganz allgemein.

Viele Angehörige sind irritiert, wenn die Kranken nach Operationen und Narkosen mit schweren Verwirrtheitszuständen aufwachen. Machen Sie sich keine Sorgen: Diese Zustände gehen in der Regel vorüber.

Viele Kliniken sind inzwischen dazu übergegangen, die Unterstützung der Angehörigen zur Abmilderung der Narkosefolgen zu nutzen. Die Angehörigen begleiten die Kranken bis zur Narkose und sind wieder bei ihnen, wenn sie aus der Narkose erwachen.

Ein vertrauter Mensch vor und nach der Operation kann viel dazu beitragen, das Risiko für ein Durchgangssyndrom zu senken.

1.5   Fragen an den Neurologen

Zum Erscheinungsbild, der Diagnostik und dem Verlauf gibt *Andreas Bockholt*, Facharzt für Neurologie und Psychiatrie in Hamburg, Auskunft.

Frage: Wo hört Tüdeligkeit auf und wo fängt Demenz an?
Antwort: schwierig: Wenn einer immer schon tüdelig ist und es gleichbleibt, muss man nicht in Sorge sein. Sobald sich aber zunehmend etwas verändert, verschlechtert, ohne dass es sonstige Grund dafür gibt, wenn zum Beispiel andere relevante psychiatrische Leiden hinzukommen, überwiegend Depressionen, und die Tüdeligkeit den Menschen selbst und andere im Alltag behindert, dann sollte man hellhörig werden.

Woran erkennt man eine beginnende Demenz?
Von der Definition her ist Demenz eine erworbene, langanhaltende oder dauerhafte globale, geistige Erkrankung, die zu einer wesentlichen Beeinträchtigung im Alltagsleben und damit zum Verlust der Selbstständigkeit führt. In der Regel geht diese mit einer Störung des Gedächtnisses und der Einschränkung mindestens einer weiteren kognitiven Leistung einher.

Das Vorstadium ist die leichte kognitive Störung bei im Wesentlichen erhaltener Selbstständigkeit. Es gibt natürlich verschiedene Demenzformen, aber generell kann man sagen: Der Beginn liegt da, wo zur Normalität gehörende Leistungen über einen Beobachtungszeitraum nachlassen, also Werkzeugleistungen wie Gedächtnis, Rechnen, Sprache, Neu-(Kurzzeit-) und (Langzeit-) Altgedächtnis. Meist ist das Neugedächtnis betroffen und die damit einhergehende visuell räumliche Verarbeitung (räumliche Orientierung), psychomotorische Geschwindigkeit (körperliches Bewegungs- und Ausdrucksverhalten), Antrieb und Ausdauer. Allerdings können diese Symptome, wie bekannt, immer auch durch andere psychische Erkrankungen wie Depressionen bedingt sein.

Gibt es spezielle Anzeichen/Merkmale?
Bei der Alzheimer-Demenz gibt es ein Vorstadium, in dem Gedächtnisstörungen vor allem für Gesprächsinhalte und Einschränkungen bei anspruchsvolleren Alltagsaufgaben auftreten. Diese Auffälligkeiten weisen mit hoher Wahrscheinlichkeit auf einen Übergang in eine Alzheimer-Demenz hin, wenn keine andere erkennbare Ursache vorliegt.

Gibt es ein bestimmtes Alter, in dem Demenz gehäuft auftritt?
Im Durchschnitt beginnt Alzheimer-Demenz mit 78 Jahren, also am Ende des siebten Lebensjahrzehnts. Fälle unter 65 Jahre werden als präsenile Demenz bezeichnet. Die häufigste Form ist die Alzheimer-Demenz, sie hat eine mit dem Alter kontinuierlich zunehmende Prävalenz (Kennzahl für die Krankheitshäufigkeit), die für 2/3 der Demenzfälle über 65 Jahre zutrifft. Bei jüngeren ist der Anteil der Alzheimer-Demenz wesentlich geringer.

Gibt es Warnsignale?
Frühsymptome sind:

- Störung von anspruchsvolleren Tätigkeiten im Alltag,
- Störung des Gedächtnisses,
- Störung der räumlichen Orientierung und
- Wortfindungsstörungen.

Teilweise tritt eine depressive Symptomatik als Erstsymptom auf, das macht es schwierig, eine richtige Diagnose zu stellen. Denn auch bei Depressionen können Störungen des Gedächtnisses auftreten. Das muss man möglichst voneinander trennen, weil Depressionen ganz anders behandelt werden.

Öfter finden sich auch Verwirrtheitszustände bei relativ geringer äußerer Einwirkung, beispielsweise nach einer Narkose. Viele Menschen kommen gut aus der Narkose wieder heraus, aber die, die beginnend vorerkrankt sind wie beschrieben oder auch älter, verkraften eine Narkose nicht so leicht, in solchen Fällen kann danach eine auffällige Tüdeligkeit festgestellt werden.

Das nennt man dann Durchgangssyndrom.

Wie wird Demenz bzw. die Alzheimer-Demenz eigentlich festgestellt?
Ich höre mir zunächst die Anamnese der Patientinnen und Patienten und ihrer Angehörigen an, und prüfe für mich, ob überhaupt ein beginnendes demenzielles Syndrom vorliegt oder ob stattdessen beispielsweise eine depressive Störung, wie oben schon genannt, die Hauptrolle spielt. Darauf folgt in der Regel eine klinisch-neurologische Untersuchung. In einer gründlichen körperlichen Untersuchung wird geprüft, ob irgendetwas auffällig ist, was auf körperliche Gehirnerkrankungen hinweist, die ja auch zu Gedächtnisstörungen führen können, also Schlaganfälle, Tumoren, Entzündungen. Auch ein Schädel-Hirn-Trauma und andere Ursachen müssen ausgeschlossen werden. Zur weiteren Diagnostik gehört eine Labordiagnostik, um internistische körperliche Erkrankungen auszuschließen, z. B. Erkrankungen an der Schilddrüse und andere Erkrankungen, die mit Hormonstörungen einhergehen können.

Ich mache dann gleich am Anfang sogenannte „bedside tests" (einfache Test, die ohne Hilfsmittel an der Bettkante durchgeführt werden können) mit Fragen zur Orientierung (zeitlich, örtlich, situativ), zum Tagesablauf, allgemeine Fragen zum politischen Tagesgeschehen – Dinge, die eigentlich jeder wissen sollte. Dann nenne ich den Patientinnen und Patienten einmal drei Wörter und dann drei Begriffspaare, die sie sich merken sollen.

Wenn das nicht klappt, ergänze ich um eine weitere Aufgabe: Ich nenne ein Werkzeug, eine Farbe und ein Tier und frage dann nach ein paar Minuten: „Was war das Werkzeug, welches die Farbe, wie hieß das Tier?" Wenn das auffällig ist und die Patientin bzw. der Patient sich diese drei Dinge nicht merken konnte, stelle ich ein paar Fragen zum Altgedächtnis, zu allgemeinen Nachrichten oder Sportereignissen der letzten Jahre oder zu bekannten Persönlichkeiten. Dazu machen wir in der Regel noch ein EEG (Messung der Hirnströme), was eine Hirnverlangsamung aufdecken kann. Das ist ja prinzipiell auch bei der Alzheimer-Demenz so, dass das EEG sich im Laufe der Jahre zunehmend verlangsamt.

Des Weiteren gibt es bei uns in der Praxis standardisierte Testverfahren. Die Tests **CERAD, MOCA** und **DemTect** sind unterschiedlich aufwendig, sind die Patientinnen und Patienten bereits stärker dement, eignet sich der **mini mental status test.** Dann erfolgt in der Regel ein MRT (das ist ein bildgebendes Verfahren) vom Gehirn, um eine Volumenminderung oder organische Erkrankungen im Gehirn zu erkennen.

Ist Demenz behandelbar, linderbar oder verzögerbar?
Die eigentliche Alzheimer-Demenz ist weiterhin nicht ursächlich behandelbar. Sie ist durch Medikamente nicht ursächlich verzögerbar, kann aber ein bisschen gelindert werden, wobei man leider nicht zu viel erwarten darf. Wir können zwar einigermaßen zeitig diagnostisch etwas herausfinden, haben aber in der Vielzahl der Erkrankungsformen keine richtig guten Behandlungsmöglichkeiten.

Was mache ich, wenn meine Angehörige bzw. mein Angehöriger die eigenen Einschränkungen, den eigenen Zustand nicht wahrhaben will?
Das ist im Alltag häufig so. Letztlich muss man sagen, wenn alles gut funktioniert und sich die Patientinnen und Patienten selbst nicht wesentlich gestört fühlt, würde ich das einfach so weiterlaufen lassen, bis sie selbst oder die Angehörigen sich gestört fühlen. Explizit aus dem Grund, weil man die Alzheimer-Demenzen und die meisten anderen Formen von Demenz nicht wirklich gut behandeln kann. Das ist ja unser Problem.

Zu welchem Arzt, zu welcher Ärztin geht man wann?
In diesen Fällen sind Neurologinnen und Neurologen gefragt bzw. Psychiaterinnen und Psychiater, die machen das ja auch. Einige Kliniken, auch hier in Hamburg, haben eine spezielle Gedächtnisambulanz, die sie „Memory Clinic" nennen. Da wird dann speziell auf demenzielle Syndrome

getestet. Das Angebot gibt es bestimmt auch in anderen Großstädten (Anmerkung der Autorin: Das ist in der Tat der Fall, s. Abschn. 1.6).

Wie entwickelt sich die Krankheit?
Beim Alzheimer ist im Verlauf eher eine kortikale Demenz auf-fällig: Darunter versteht man Gedächtnisstörungen, visuell räum-liche Verarbeitungsstörungen (räumliches Vorstellungsvermögen und Orientierung) beim Abzeichnen, Schreiben, Rechnen, Uhrenlesen und bei der Orientierung im Raum. Die Betroffenen werden verbal (sprachlich) zunehmend inhaltsärmer, unpräziser, phrasenhafter.

Psychische Symptome treten in wechselnder Ausprägung auf, was Abfolge und Zusammensetzung angeht, zumeist findet sich etwas Depressives, auch Antriebsminderung, Unruhe, Angst, wahnhafte Vorstellungen, Verfolgungs-gedanken, wahnhafte Verkennungen, Störung des Schlaf-/Wach-Rhythmus, oder auch ein Wandertrieb können vorkommen.

Lange gut erhalten sind zunächst die Vigilanz (Wachheit), das psycho-motorische Tempo, die Persönlichkeit und die Lebendigkeit sowie die emotionale Resonanz im Dialog. Eine Fassade bleibt lange erhalten, wie man so sagt.

Die Spätsymptome sind: Abbau aller höheren Hirnleistungen, Sprachzer-fall, Verlust alten Wissens.

Erhalten bleiben meist die Motorik oder die Sinneswahrnehmungen, außer dem Geruchssinn, der geht schon früh verloren.

Körperliche Symptome im Spätstadium sind: Inkontinenz, Gangstörung, Kachexie (Gewichtsverlust), zum Teil epileptische Anfälle.

Der Verlauf ist also stetig fortschreitend und meist tritt 5 bis 8 Jahre nach Diagnosestellung der Tod ein. Es gibt auch Verläufe, die wesentlich länger dauern und wo Menschen über viele Jahre mit der Demenz leben.

Kann ich als Angehörige, als Angehöriger jetzt schon etwas tun, um den Prozess aufzuhalten?
Grundsätzlich lässt sich sagen, je eher eine Diagnose gestellt wird desto besser. Es bestehen inzwischen durchaus Möglichkeiten, den Prozess medikamentös zu beeinflussen und zu verlangsamen. Aufhalten kann man ihn nicht.

Gegenüber den Betroffenen wirkt der zu frühe Gebrauch der Diagnose Demenz eher stigmatisierend. Deshalb ist es eher sinnvoll, ihnen gegenüber zu argumentieren, dass Untersuchungen nötig sind, um die Vergesslichkeit positiv zu beeinflussen und alles Mögliche zu tun, damit es nicht schlimmer wird.

Den Betroffenen gegenüber gilt es, Ruhe zu bewahren und sich nicht mit Belehrungen über die richtige Sichtweise von der Welt zu verstricken. Denken Sie daran, dass Ihre Angehörigen selber die eigenen Veränderungen bemerken und tief verunsichert sind.

Inwieweit sollte man Freunde miteinbeziehen?
Insbesondere hilft uns natürlich in der Diagnostik von Demenzen die Anamnese von Angehörigen oder Freunden, die den Menschen gut kennen. Das gilt auch für die Behandlung, wenn es darum geht, dass soziale Kontakte usw. aufrecht erhalten bleiben, was für die Patientinnen und Patienten ja sehr wichtig ist.

Helfen Tiere im Umgang mit Erkrankten?
In der Regel kann man sagen, dass Tiere wichtig sind, weil sie emotionale Bindungen schaffen und die Patientinnen und Patienten aktiv auffordern, Aufgaben zu übernehmen; also die Versorgung der Tiere, aber auch Ersatz für den Partner, die Partnerin sein können, da ja die meisten Menschen in dieser Zeit alleine übrig bleiben, zumeist sind es die Frauen, weil die Männer gewöhnlich eher sterben.

Gibt es Hinweise auf eine bestimmte Ernährung?
Ernährung kann zusätzlich und auch ursächlich zur Demenz beitragen, d. h. Mangelernährung mit bestimmten Vitaminen (B1, B6, B12) führt allein auch schon zur Nervenschädigung. Man sollte also, wenn man dahingehend gefährdet ist, und das machen wir ja auch immer, untersuchen, ob eine Mangelerscheinung vorliegt. Außerdem sollte natürlich darauf geachtet werden, dass hinterher, wenn eine Demenz sich entwickelt, Mangelsymptome eine Verschlechterung nicht begünstigen, d. h., Sie sollten immer auf eine augewogene Ernährung achten.

Inwieweit beeinträchtigt die Diagnose Demenz meinen Alltag als Angehörige oder Angehöriger?
Die individuelle Beeinträchtigung ergibt sich natürlich aus den stetig schlechter werdenden Symptomen. In meiner Praxis erlebe ich zumeist, dass in Partnerschaften die Angehörigen lange das System aufrechterhalten. Sie übernehmen alle Aufgaben, sind aber dann insbesondere dadurch gebeutelt, dass die Demenz-Patientinnen und -Patienten den Tag-/Nachtrhythmus verlieren, nachts umtriebig sind und die Angehörigen dann selber auch Schlafstörungen bekommen. Irgendwann sind die Angehörigen dann überfordert, sodass man versucht, die Dementen in Tageseinrichtungen zu geben,

damit sie den Vormittag in der Einrichtung sind und die Angehörigen entlastet werden. Wenn also die Nacht anstrengend war, ist klar, dass die Angehörigen tagsüber auch ziemlich ermattet sind. Zusätzlich belastet die permanente Pflege körperlich und psychisch.

Sollte ich die Haustür abschließen, wenn meine Angehörige bzw. mein Angehöriger dauernd unruhig ist und raus will?
Diese Frage ist sehr personenabhängig. Ich sage den Angehörigen immer: Wenn es so weit ist, dass die Patientin bzw. der Patient Orientierungsstörungen hat, wegläuft und nicht wieder zurückfindet; dann muss man sie oder ihn irgendwie davon abhalten, sich selbst zu gefährden. Wenn nicht immer eine 1:1-Betreuung möglich ist, würde ich persönlich abschließen, damit sie oder er nicht wegläuft und sich dadurch gefährdet. Und wenn man sie oder ihn dann an der Tür rütteln hört, dann kann man sich auch wieder kümmern. Das finde ich persönlich wenig einschränkender, als wenn man sie oder ihn einfach nach draußen lässt.

Mein Angehöriger, meine Angehörige ist nachts so unruhig, was kann ich tun?
Nächtliche Unruhe und Schlafstörungen kann man mit Medikamenten versuchen abzufedern.

Die Angehörigen sollten am besten mit ihren behandelnden Ärztinnen und Ärzten besprechen, welche Medikamente bei dem Menschen mit Demenz eingesetzt werden können.

Wir haben einen Urlaub geplant – geht das noch? Auch wenn wir seit Jahren immer in den gleichen Ort fahren?
Generell kommt es natürlich auf das Stadium der Demenz an. Wenn es schon deutlich fortgeschritten ist, bringen Umstellungen des täglichen Ablaufes, also im Urlaub an fremden Orten, in fremden Einrichtungen, in fremden Schlafzimmern, natürlich Probleme mit sich. Die Orientierung wird anspruchsvoller. Meistens sind dann die Symptome verstärkt, weil die Menschen sich nicht wie gewohnt zurechtfinden und ihre Leitschiene nicht haben. Das muss man also wissen. Wenn das immer ein bekannter Ort ist, der also noch im Altgedächtnis des Patienten steckt, mag das gehen. Das muss man letztendlich immer individuell entscheiden, ausprobieren, und wenn es nicht geht und das zunehmende Probleme macht, letztendlich lassen.

Wie sollte man den Umgang mit Geld gestalten?
Ich empfehle immer den Angehörigen, nicht nur eine Patientenverfügung machen zu lassen, sondern auch eine sogenannte Betreuung, früher war das die Vormundschaft, beim zuständigen Amtsgericht einzureichen, und zwar so lange, wie die Patientin oder der Patient noch testierfähig ist, sonst wird es natürlich schwierig. Das beugt dann zumindest in solchen Sachen vor, dass die Patientin bzw. der Patient in irgendwelchen umnachteten Phasen sehr viel Geld ausgibt, vom Konto abholt, sofern sie oder er das noch schafft. Ansonsten, denke ich, wird man individuelle Lösungen finden müssen, wie man das regelt. Das kann man sich ja mit gesundem Menschenverstand vorstellen.

Herzlichen Dank für das Interview!

1.6   Welche Fragen gibt es?

Kennen Sie ähnliche Situationen wie in unseren Fallgeschichten? Die Vergesslichkeit hat zugenommen und die Bewältigung des Alltags ist schlechter geworden. Sie fragen sich: „Ist das nur tüdelig oder schon dement?"
   Wie kann man das herausfinden?
   Um genau herauszufinden, ob die zunehmende Vergesslichkeit Anzeichen für eine beginnende Demenz sein kann, empfehle ich, alle Veränderungen genau zu registrieren, um sie später mit der Hausärztin oder dem Hausarzt besprechen zu können.
   In der Regel ist die Hausärztin oder der Hausarzt für alle Beteiligten eine Vertrauensperson. Sie oder er kennt den älteren Menschen meist schon lange. Beschreiben Sie Ihre Beobachtungen. Sie oder er wird zuerst versuchen, andere Ursachen auszuschließen.
   Sollte die Hausärztin oder der Hausarzt den Verdacht auf eine beginnende Demenz bestätigen, wird Ihnen eine Überweisung zum Neurologen oder in eine Gedächtnissprechstunde empfohlen.
   Auf der Internetseite der Deutschen Alzheimer Gesellschaft (www.deutsche-alzheimer.de) finden Sie unter Ihrem Postleitzahlenbereich Angaben über die nächste Gedächtnissprechstunde. Gedächtnisambulanzen sind häufig an Kliniken angeschlossen und manchmal auch unter den Namen „Memory Klinik" zu finden.
   Bei dieser Sprechstunde können sowohl die Fachärztin bzw. der Facharzt als auch die Klinik mit verschiedenen Testmethoden Beeinträchtigungen im

Gedächtnis, der Orientierung, der Alltagsbewältigung feststellen. Blutuntersuchungen und bildgebende Verfahren wie CT und MRT können weitere Hinweise auf organische Veränderungen geben.

Erst nach Abschluss aller Untersuchungen können eine differenzierte Diagnose gestellt und Informationen über weitere Behandlungsangebote gegeben werden.

Auch wenn Sie unsicher sind, ob es sich bei Ihren Angehörigen nicht um eine normale, altersbedingte Tüdeligkeit oder um ein Krankheitsbild handelt, können Sie eine ganz wichtige und fachlich sehr kompetente Unterstützung durch die Alzheimer-Gesellschaft bekommen. Es gibt ein zentrales Beratungstelefon unter der **Nummer 030 259379514.** Dort können Sie anonym alle Fragen rund um Tüdeligkeit und Demenz stellen. Wenn dort dauernd besetzt ist, kann man auch versuchen bei den regionalen Alzheimer-Gesellschaften anzurufen oder sich an eine Seniorenberatungsstelle oder an einen Pflegestützpunkt wenden.

1.7   Was kommt mit der Diagnose auf mich als Angehörige zu?

Die Diagnose ist gestellt – es ist keine Tüdeligkeit, sondern eine Erkrankung.

Das bedeutet zunächst einmal Klarheit für alle Beteiligten und sicherlich auch oft einen Schock für die Angehörigen, der verdaut werden möchte. Dabei hilft vor allem Information. Nutzen Sie die Erfahrungen der Alzheimer-Gesellschaft und wenden sich an die angegebenen Telefonnummern und Adressen. Die Krankheitsverläufe sind unterschiedlich und sehr individuell. Allen gemeinsam ist der beschriebene Abbau von Gedächtnis, Orientierung und Alltagsbewältigung.

Leider gehört zu diesem Krankheitsbild auch die Botschaft: Es wird nicht besser und geht nicht wieder weg.

Jeder Krankheitsverlauf ist individuell. Niemand weiß, wie die Krankheit im Falle Ihres bzw. Ihrer Angehörigen verlaufen wird. Sie werden gemeinsam unbekanntes Gelände betreten und erkunden und dabei als pflegende Angehörige zunehmend die Führung und die Fürsorge übernehmen. Eine große Herausforderung für Angehörige ist, dass sie plötzlich für eine zweite Person mitdenken, für sie handeln, entscheiden und dabei auch noch deren Eigenarten miteinbeziehen müssen.

Es wird Veränderungen geben.

Der an Demenz erkrankte Mensch wird sich verändern. Er wird möglicherweise Termine vergessen, sich in seiner Wohnung nicht zurechtfinden, aus dem Haus gehen und umherirren, unleidlich werden, ängstlich, traurig, unsicher, hilflos und verwirrt sein, unruhig durch die Wohnung wandern, den Partner, die Partnerin, eigene Kinder und enge Vertraute nicht mehr wiedererkennen. Er wird Gesprächen nicht mehr folgen können, viele merkwürdige Dinge tun oder Menschen, die bereits verstorben sind, in sein aktuelles Leben einbeziehen. Die Erkrankten werden Verhaltensweisen entwickeln oder zeigen, die Sie bisher an ihnen nicht kannten.

Das Leben der Angehörigen wird ebenso durcheinandergewirbelt. Mehr und mehr wird die Beziehung auf Augenhöhe verloren gehen und die Fürsorge zunehmen.

Sie werden sich nach und nach von vielen lieb gewordenen Gesprächen, regem Gedankenaustausch, leidenschaftlichen Diskussionen, Abläufen im gemeinsamen Alltag, Rollen im Familienleben, Plänen von Reisen, Ausflügen, Konzert-, Kino- oder Theaterbesuchen und vielem mehr verabschieden müssen. Dieser Abschied geschieht in einem längeren Prozess immer wieder von neuem im Verlauf der Erkrankung.

Oder:

Aus Verantwortungsgefühl und Pflichtbewusstsein nehmen Sie die Aufgabe an, für eine erkrankte Angehörige bzw. einen erkrankten Angehörigen zu sorgen.

Oder:

Sie werden mit Anforderungen konfrontiert, denen Sie sich nicht gewachsen fühlen.

Für alle kommenden Situationen und Aufgaben gilt es Lösungen zu finden.

Bei all den neuen Aufgaben und Anforderungen wird leicht vergessen, sich als Angehörige um die eigene Gesundheit und das eigene Wohlbefinden zu kümmern. Doch nur wer gut zu sich selber ist, kann auch gut zu anderen sein. Deshalb die eindringliche Bitte: Vergessen Sie sich selber nicht! (Mehr dazu in Kap. 2).

1.8   Wer kann unterstützen?

Die wichtigste Ansprechperson ist die Hausärztin oder der Hausarzt.

Die Neurologin bzw. der Neurologe (Gedächtnissprechstunde, Gedächtnisambulanz oder Memory Klinik) bringt durch Untersuchungen Klarheit und kann Hinweise auf Unterstützungsangebote geben.

Die Deutsche Alzheimer Gesellschaft (www.deutsche-alzheimer.de) hat in ihren Beratungsstellen in allen Bundesländern ein kompetentes und umfassendes Beratungs- und Informationsangebot. Sie beraten erst, wenn die Diagnose Demenz gestellt ist. Es besteht auch die Möglichkeit eines Hausbesuchs. Fragen Sie ruhig nach.

Bleiben Sie mit den Sorgen und Eindrücken nicht allein – es gibt überall Angehörigengruppen, wo Sie Informationen, Austausch mit anderen, Trost und Hilfestellung finden können.

Hilfreich ist auch der „Wegweiser Demenz" vom Bundesministerium für Familie, Senioren, Frauen und Jugend, zu finden unter www.wegweiser-demenz.de.

1.9 Tipps für Angehörige

„Demenz gehört zum Leben wie die Geburt und der Tod. Es kann jedem von uns passieren, dass wir eines Tages in einen anderen Bewusstseinszustand hinübergleiten. Machen wir das Beste daraus." (Tietjen, 2018, S. 303)

1. Es besteht grundsätzlich Handlungsbedarf, wenn Sie Veränderungen bemerken oder Betroffene über Veränderungen klagen.
2. Es ist nicht sinnvoll, dies zu ignorieren; denn je eher eine Diagnose gestellt wird, umso schneller und genauer kann die Behandlung eingeleitet werden. Dadurch kann der Krankheitsverlauf möglicherweise verlangsamt werden und kognitive Funktionen so lange wie möglich erhalten bleiben.
3. Es gilt aber auch, keine Panik zu verbreiten, sondern Ruhe zu bewahren, um eine Stigmatisierung zu vermeiden.
4. Rufen Sie den Familienrat ein, um in der neuen Situation die Ressourcen und Möglichkeiten der Unterstützung abzuklären. Je mehr Menschen sich kümmern können, umso besser ist es. Vor allem auch zur Entlastung der einzelnen Angehörigen (vgl. Kap. 2).
5. Holen Sie sich konkrete Informationen über die Krankheit sowie auch über konkrete Reha-Leistungen, Therapiemöglichkeiten und Hilfsangebote für den Erkrankten vor Ort, z. B. bei Pflegestützpunkten oder Alzheimer-Gesellschaften erfragen (vgl. Kap. 3).
6. Erkundigen Sie sich vor notwendigen Operationen über Möglichkeiten in Krankenhäusern, Zustellbetten zu organisieren, um bei Operationen oder sonstigen Eingriffen durch die Anwesenheit von vertrauten Angehörigen ein Durchgangssyndrom zu verhindern.

7. Ist die Diagnose einmal gestellt, dann können Sie die Hilfe und Unterstützung der Alzheimer-Gesellschaft in Anspruch nehmen.
8. Liegen schon Vollmachten für die Angehörigen vor, also Vorsorgevollmacht, Patienten-Lebensverfügung, Betreuungsverfügung und eine Bankvollmacht über den Tod hinaus?

Sonst sollten Sie spätestens jetzt darüber sprechen und sie in die Wege leiten.

Hinweise gibt es bei der Deutschen Alzheimer Gesellschaft e. V., Informationsblatt 10.

Sinnvoll ist es, sich spätestens jetzt darum zu kümmern.

Literatur- und Internethinweise

Baer, U., & Schott Lange, G. (2019). *Das Herz wird nicht dement* (10. Aufl.). Beltz.
https://www.deutsche-alzheimer.de/fileadmin/alz/pdf/factsheets/infoblatt10_vorsorgeverfuegungen_dalzg.pdf. Zugegriffen: 7. Okt. 2019.
Informationen zur Erkrankung:
www.wegweiser-demenz.de und www.deutsche-alzheimer.de.
www.demenz-podcast.de: der Podcast erscheint monatlich, dauert ungefähr 30 min und enthält Informationen für alle, die sich mit Demenz befassen. Sie finden hilfreiche Tipps, Anlaufstellen und Interviews.
Viele Fallgeschichten in diesem Buch handeln von Frauen. Wer etwas von Vätern lesen möchte, dem seien diese beiden Bücher angeraten:
Tietjen, B. (2018). *Unter Tränen gelacht* (6. Aufl.). Piper.
Geiger, A. (2017). *Der alte König in seinem Exil* (2. Aufl.). dtv.

2

Was kommt auf mich zu?

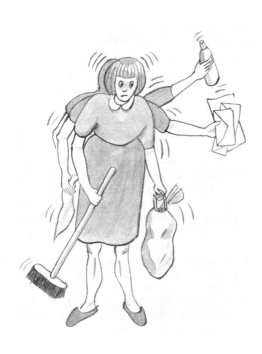

I. Riechert, *Was kommt bei Demenz auf uns zu?*,
https://doi.org/10.1007/978-3-662-62850-8_2

Der größte Anteil der Menschen mit Demenz wird von den Angehörigen gepflegt. Die Pflege und Betreuung eines Demenzkranken stellt ganz besondere Herausforderungen an pflegende Angehörige und birgt für sie ein hohes Risiko, selber zu erkranken. In diesem Kapitel werden Warnzeichen für den gesundheitsgefährdenden Erschöpfungsprozess beschrieben und Unterstützungsmöglichkeiten im sozialen Umfeld und in Betrieben aufgezeigt.

2.1   Veränderungen

Oft stellt sich die Frage nach der Betreuung von Angehörigen mit Demenz nicht von heute auf morgen. Es ist vielmehr ein schleichender Prozess, in den Betreuende hineinwachsen – so wie man in viele Lebenssituationen hineinwächst und sich an diesen neuen Anforderungen weiterentwickelt.

Mit der Diagnosestellung ist verbunden, dass den Angehörigen eine enorme Anpassungsleistung abverlangt wird.

„Der weiße Teppich"

Herbert Niebuhr ist an Demenz erkrankt. Er lebt mit seiner Frau in einem schönen Haus mit einem großen Garten. Der ganze Stolz der beiden ist ein wunderschönes helles Wohnzimmer mit einem weißen Teppich. Frau Niebuhr weiß, dass es ihrem Mann guttut, aktiv zu bleiben. Er ist gerne im Garten und geht raus, um sich mit Gartenarbeit zu beschäftigen. Nach einer Viertelstunde will er wieder reinkommen und hat das Gefühl, er sei schon drei Stunden im Garten gewesen. Er sieht im Wohnzimmer seine Frau sitzen und marschiert mit seinen dreckigen Gartenschuhen direkt durch die Terrassentür über den weißen Teppich zu seiner Frau. Die Spuren sind nicht zu übersehen. Frau Niebuhr ist erst einmal vor Schreck ganz sprachlos, dann poltert sie los und schimpft mit ihrem Mann. Als sie sieht, wie ihr Mann in sich zusammensackt, wird ihr bewusst, das war keine Absicht – sondern die Demenz.

Sie hat schreckliche Schuldgefühle, sie wollte ihren Mann nicht kränken – aber der Anblick des weißen Teppichs mit schwarzen Spuren hat sie so geschockt, dass sie nicht an sich halten konnte.

Glücklicherweise hat sie eine Anlaufstelle, an die sie sich als Angehörige wenden kann. Frau Niebuhr berichtet der Beraterin von dem Ereignis und ihren Schuldgefühlen. Die Beraterin hört sich die Situation an und kann die Reaktion von Frau Niebuhr erst einmal gut nachvollziehen. Darüber ist Frau Niebuhr erleichtert. Sie wird nicht verurteilt. Die beiden beraten in einem zweiten Schritt, was Frau Niebuhr nun tun kann, um solche Situationen künftig zu vermeiden. Muss der weiße Teppich raus? Oder kann an der Terrassentür am Eingang ein schmutzabweisender Läufer auf den weißen Teppich gelegt werden? In dem Gespräch wird deutlich: Eine Veränderung ist nötig.

In diesem Fall ist eine Veränderung in der Einrichtung nötig, um das Zusammenleben des Paares stressfreier zu gestalten. Das ist nur ein Beispiel für die vielen Anpassungsleistungen, die auf die Angehörigen im Zusammenleben zukommen. Dennoch ist es wichtig, so viele Gemeinsamkeiten wie möglich zu pflegen und Aktivitäten beizubehalten.

Im Verlauf der Erkrankung können weitere Herausforderungen auf die Angehörigen zukommen. Sie werden unter Umständen lernen müssen, Angriffe, Verkennungen, merkwürdige Verhaltensweisen nicht persönlich zu nehmen und nicht verletzt zu sein, wenn die eigene Mutter oder der Vater die eigenen Kinder nicht mehr erkennt oder gar leugnet, jemals Kinder gehabt zu haben. Es ist sicherlich ein Schock, wenn dies ein erstes Mal geschieht. Es steckt jedoch keine böswillige Absicht hinter der Verkennung, sondern ein Krankheitssymptom. Mit der Erkrankung gehen Schritt für Schritt Fähigkeiten, Handlungsmöglichkeiten, sprachliche Ausdrucksmöglichkeiten und geistige Fähigkeiten wie die Aufmerksamkeit, die Erinnerung, das Lernen, die Kreativität, das Planen, Entscheiden, die Orientierung, die Selbstbeobachtung und Reflexionsfähigkeit verloren.

Diese Beschreibung ist nur ein winziger Ausschnitt aus möglichen Veränderungen, die Sie möglicherweise im Verlauf der Erkrankung an Ihren Angehörigen erleben und wahrnehmen werden.

Die pflegenden Angehörigen werden im Laufe der Erkrankung zum Anker, zum wegweisenden Leuchtturm oder zum sicheren Hafen in einem Meer von Unsicherheit und zunehmender Abhängigkeit. Diese Veränderung in der Beziehung ist auch für die Menschen mit Demenz spürbar und für sie auch nicht immer leicht zu ertragen. Erinnert diese Veränderung doch immer wieder an Defizite und das Schwinden von Fähigkeiten.

Als Angehörige begeben Sie sich auf eine Reise ins Unbekannte oder auf eine Achterbahnfahrt mit Höhen und Tiefen, bei denen intensive Gefühle wie Wut, Trauer, Angst, Schuldgefühle, Zweifel, Verzweiflung, Freude und Leid dicht beieinander liegen können. Die Seele gerät aufgrund der vielen Anforderungen und Veränderungen in Hochspannung und braucht immer wieder Zeiten zur Erholung und Entspannung.

Damit die Betreuung gelingt und Sie als Angehörige sich nicht selber gesundheitlich gefährden, gibt es einiges zu beachten. Bleiben Sie mit der Fürsorge und Pflege nicht alleine! Sie geraten schneller in eine Überforderungssituation, als Ihnen lieb ist. Das bedeutet vor allem, dass neben der Fürsorge eine weitere ganz wichtige Aufgabe angenommen werden muss: die gute Fürsorge für sich selbst. Das erscheint oft bei der Fülle von Aufgaben und Organisation fast nicht lösbar, suchen Sie sich deshalb schon zu Beginn der Erkrankung Rat und Hilfe und eine Begleitung für sich als

Angehörige ganz alleine: Eine Begleitung für den gesamten Prozess, bei der Sie sich entlasten können, mit der Sie Probleme und schwierige Situationen besprechen und gemeinsam nach Lösungen suchen können.

Beispiele

Anke Schmidt nahm direkt nach ihrem Besuch bei einem Pflegestützpunkt Kontakt mit einer Mitarbeiterin einer Beratungsstelle auf. Sie berichtete: Im Zusammenhang mit der Pflege und Betreuung der alten Eltern sei es zu fürchterlichen Streitereien mit ihren beiden Schwestern gekommen. In deren Augen mache sie alles falsch, selbst ihre Mutter mäkele an ihr herum. Dabei habe sie doch den Großteil der Pflege übernommen, um ihre beiden berufstätigen Schwestern zu entlasten. Der Konflikt bereite ihr schlaflose Nächte und Magenschmerzen.

Familiäre Schwierigkeiten, psychische Belastungen, Erschöpfung und Überforderung sind Themen, die gut in einer Beratung besprochen werden können und bei denen ein unabhängiger Blick von außen dazu beitragen kann, Lösungen zu finden und die Lebensqualität wieder zu erhöhen.

2.2   Welche Fragen gibt es?

Fragen Sie sich ehrlich: Was kann ich in meiner Lebenssituation realistisch leisten? Wie ist die Betreuung von Angehörigen mit Demenz mit der Familie und möglicherweise auch mit dem Beruf vereinbar? Was kann ich in Zukunft bei fortschreitender Krankheit leisten?

Bei der Beantwortung dieser Fragen ist der vorausschauende Blick in die Zukunft besonders wichtig, denn die Demenz wird nicht besser. Sie ist nicht heilbar und die gesundheitliche Situation der bzw. des Angehörigen wird schlechter und sie bzw. er wird zunehmend mehr Unterstützung benötigen. Die Betreuung eines Menschen mit Demenz stellt hohe körperliche und psychische Anforderungen an Sie. Der Betreuungsprozess wird von Ihnen immer wieder neue Lösungen für Beeinträchtigungen und Einschränkungen fordern.

Warum mache ich das? Haben Sie auch bei der Eheschließung versprochen, sich in guten und schlechten Zeiten beizustehen und füreinander zu sorgen? Leben Sie schon länger mit dem betroffenen Elternteil zusammen oder haben sich um ihn gekümmert? Hat sich die Situation so ergeben, weil Sie sich verantwortlich fühlen oder Ihr Pflichtgefühl sich gemeldet hat?

Haben Sie vielleicht sogar Ihrem Angehörigen versprochen „Du kommst nicht ins Heim."? Lieben Sie es und haben Sie es immer schon geliebt, sich um andere Menschen zu kümmern und für sie zu sorgen? Sind es auch finanzielle Gründe, die eine Rolle spielen? Ist mir diese Aufgabe unfreiwillig zugewachsen, weil sich sonst niemand aus der Familie bereiterklärt hat?

Es sind immer verschiedene Gründe und Motive, die letztendlich dazu führen, dass Sie sich innerlich im Laufe des Erkrankungsprozesses entschieden haben: „Ich übernehme die Pflege meines Partners/Vaters/meiner Mutter/Schwiegermutter".

Es kann auch in manchen Situationen sinnvoll und richtig sein, sich für eine Unterbringung in einer Einrichtung zu entscheiden, wenn man als Angehörige oder Angehöriger diese Aufgabe nicht selber übernehmen will oder kann (vgl. dazu Kap. 4 und 6). Alle Angehörigen haben für ihre Entscheidung gute Gründe und diese haben auch ihre Berechtigung. Man sollte sich selbst gegenüber ehrlich sein, denn von diesen Motiven hängt auch ab, wie Sie mit den zunehmenden Anforderungen und Belastungen umgehen und zurechtkommen werden und an welchen Stellen Gefahren für Überlastung und Fehlbelastungen lauern.

Wie kann ich diese Aufgaben meistern? Wie sind meine Ansprüche an die Qualität der Betreuung? Wobei brauche ich Unterstützung?

2.3 Eine Hand für dich und eine Hand fürs Schiff

Das ist die alte Regel für Sicherheit an Bord. Sozusagen ein Merksatz des Arbeits- und Gesundheitsschutzes, der sich auch auf die Betreuungssituation übertragen lässt. Auch in dieser Situation sollte die Sicherheit und Gesundheit der pflegenden Angehörigen beachtet werden. Das Wichtigste ist für alle pflegenden Angehörigen, gut für sich selber zu sorgen und körperlich und seelisch gesund zu bleiben. Das ist überhaupt nicht einfach umzusetzen.

Die Angehörigen sind in diesem Punkt noch sehr auf sich alleine gestellt.

Eine ganz wichtige Maßnahme des Gesundheitsschutzes wäre die Begleitung der Angehörigen für den gesamten Prozess: eine Ansprechperson, mit der die Angehörigen über alle Sorgen und Gefühle tabulos sprechen können und die in der Lage ist, sich in die emotionalen Probleme der Angehörigen einzufühlen. Es fehlt oft eine Begleitung, die den Angehörigen den Rücken stärkt, mit ihnen gemeinsam Lösungen sucht und ausprobiert.

Je früher Sie Hilfe in Anspruch nehmen, desto besser.

Es gibt das Angebot der Angehörigengruppen der Alzheimer-Gesellschaft. Häufig sind diese Gruppen sehr auf die Dementen konzentriert. Oft fehlt ein Angebot für die Angehörigen und deren Sorgen und Befindlichkeiten. Sie können diese Gruppen aber auch für sich nutzen, indem Sie beginnen, in diesen Gruppen auch über Ihre persönliche Situation zu sprechen. Sie können sicher sein, dass Sie nicht allein sind mit den Sorgen. Es fehlt manchmal nur der zündende Funke und eine Angehörige, die ausspricht, was sicherlich viele bedrückt. Achten Sie bei der Wahl der Gruppen darauf, dass so eine Gruppe angeleitet wird. Davon profitieren Sie mehr als von einer reinen Selbsthilfegruppe ohne eine Leitung.

Jeder und jede pflegende Angehörige möchte es sicherlich besonders gut machen. Darin liegt auch eine Gefahr, sich zu übernehmen, seine Grenzen nicht wahrzunehmen, auf psychische Belastungen nicht zu reagieren und nicht rechtzeitig Unterstützung zu organisieren.

Soziale und psychische Belastungen pflegender Angehöriger

Die Deutsche Gesetzliche Unfallversicherung hat in ihrer Broschüre „Zu Hause pflegen – so kann es gelingen" mögliche soziale und psychische Belastungen zusammengestellt:

- Veränderung der eigenen Lebensplanung
- Anpassung an die neue Situation (z. B. nicht vorhandenes Wissen über die Erkrankung und die Pflege)
- Ungewisse Dauer der Pflege (wie viele Monate oder Jahre kommen auf mich zu?)
- Bürokratische Hürden
- Familiäre Konflikte/Beziehungsprobleme
- Fehlende Anerkennung
- Mangelndes Verständnis und fehlende Unterstützung des sozialen Umfelds
- Unsicherheiten
- Schuldgefühle, schlechtes Gewissen
- Sorgen und (Zukunfts-)Ängste
- Veränderung der vertrauten, pflegebedürftigen Person
- Auseinandersetzung mit Tod und Krankheit
- Isolation
- „Nicht-Abschalten-Können"

Quelle: Hrsg. DGUV Information (2018, S. 7).

Mit diesen Belastungen könnten Sie konfrontiert werden. Beratung, Information und Unterstützung können helfen, diese Belastungen zu tragen und zu verringern.

In letzter Konsequenz kann das auch bedeuten, wenn der Pflegeaufwand mehr und intensiver wird und das Zusammenleben komplizierter, sich nach einer Einrichtung umzuschauen und den Menschen mit Demenz zeitweise in professionelle Hände zu geben (vgl. Kap. 4).

2.4   Erschöpfung erkennen und vermeiden

Woran merke ich, dass ich gefährdet bin?

Welche Möglichkeiten habe ich, diesen Prozess zu beeinflussen?

Oft gerät man als Angehörige schleichend in eine Erschöpfung, ohne es zu bemerken. Es gibt jedoch eindeutige Signale, die der Körper zuerst aussendet. Bleiben sie lange unbeachtet, wird sich die Seele melden und die Notbremse ziehen. Alle körperlichen und psychischen Signale dienen dem Selbstschutz und sollen vor den Folgen einer Dauerstresssituation schützen.

Im Haushalt brennt bei solcher Überlastung die Sicherung durch. Lassen Sie Ihren Gesundheitszustand regelmäßig von Ihrem Hausarzt prüfen und verteilen Sie die Lasten, bevor bei Ihnen die Sicherung durchbrennt.

2.4.1 Die Erschöpfungsspirale

Das Konzept der Erschöpfungsspirale zeigt auf, wie sich Erschöpfung entwickelt und welche körperlichen und seelischen Begleiterscheinungen sie hat. Diese können auch als Warnsignale aufgefasst werden. Denn der Erschöpfungsprozess ist, wenn man ihn denn bemerkt, in jeder Phase umkehrbar.

Ein Erschöpfungszustand kommt schleichend, und es kann Jahre dauern, bis er so weit eskaliert, dass er zu einer ernsthaften Gefährdung für die Gesundheit wird.

Das Modell der Erschöpfungsspirale (Unger & Kleinschmidt, 2014, S. 89) soll diesen Prozess veranschaulichen. Dieser Prozess verläuft in der Regel über mehrer Jahre, das Gute ist dennoch, er ist auf jeder Stufe umkehrbar. Vorausgesetzt natürlich, dass man selbst bemerkt, wenn man sich auf einer Stufe der Erschöpfungsspirale befindet.

Der Prozess teilt sich in drei Stufen ein.

Auf der 1. Stufe „Die ersten Anzeichen von Erschöpfung" zeigen sich die ersten Erschöpfungsanzeichen in Form von Schmerzen aller Art. Das können Kopfschmerzen oder Rückenschmerzen sein. Vielleicht haben Sie auch schon Erfahrungen mit sich gemacht und wissen, welches Ihrer Organe oder Körperteile zuallererst Warnsignale sendet, wenn der Körper unter einer Stressbelastung leidet: Magen/Darm, Rücken, Schultern, Haut, Kopf oder häufige Infekte?

Es folgen Schlafstörungen: Sie wachen nachts auf, können nicht wieder einschlafen und wälzen sich hin und her. Oder Sie finden abends keine Ruhe, können nicht abschalten und finden nicht in den Schlaf. Halten Schlafstörungen länger an, verlieren wir am folgenden Tag Kraft und Energie.

Der Energieverlust lässt Sie auch tagsüber müder und kraftloser werden. Das Leben wird insgesamt anstrengender. Doch der Anspruch ist, eine gute und hilfreiche Angehörige, ein guter und hilfreicher Angehöriger zu sein, und Vater/Mutter oder Ehepartner machen keine Pause.

Der Gedanke „Ich kann die Situation nicht ändern – ich habe versprochen, dass ich sie pflegen will. Da muss ich jetzt durch!" treibt Sie weiter an. Es gibt ja so viel zu tun, zu entscheiden und zu erledigen. Die Pflege, die täglichen Verrichtungen und das Zusammensein mit dem Menschen mit Demenz werden anstrengender.

An dieser Stelle wird die Grenze zur Stufe 2 erreicht: „Die Erschöpfung schreitet voran."

Das Verhalten ändert sich und alles dreht sich nur noch um die Pflege des Menschen mit Demenz.

Schlafstörungen und Energieverlust setzen den pflegenden Angehörigen zu und sie werden gereizt, schnell gekränkt oder fahren schnell aus der Haut und werden ungerecht und aggressiv. Ungeduld, Ärger, Kränkungen, Gereiztheit und Aggressionen nagen. Sie sind erschrocken über sich selber und der oder die zu pflegende Angehörige ist ganz schnell überfordert mit diesen Reaktionen.

Konzentration und Aufmerksamkeit lassen nach und es passieren Fehler, Sie vergessen wichtige Termine oder Aufgaben. Aber die oder der Angehörige muss versorgt werden. Er bzw. sie ist da und verlangt Ihre volle Aufmerksamkeit. Sie wollen und müssen dieser Aufgabe gerecht werden. Das ist Ihr Anspruch. Sie schaffen es, den Angehörigen bzw. die Angehörige zu versorgen, aber den Kontakt mit allen anderen, auch der Familie und Ihren Kollegen meiden Sie. Auch Ihren geliebten Freizeitaktivitäten gehen Sie nicht mehr nach. Sie gehen nicht mehr zum Sport, treffen Ihre Freundinnen und Freunde nicht mehr. Kino und Theater waren schon lange nicht mehr drin und vor dem Fernseher schlafen sie ein. Sie merken diese Einschränkungen und fühlen sich schlecht, weil Sie nicht mehr alles so gut schaffen wie früher. Schuldgefühle schleichen sich ein, weil Sie Ihre selbst gewählten Aufgaben – die Pflege des Menschen mit Demenz – nicht mehr schaffen und auch Ihre Familie und sozialen Kontakte vernachlässigen.

Sie befinden sich in diesem Zustand nahe der Stufe 3 der Erschöpfungsspirale: „Die Erschöpfung: Leistungs- und Lebensmut schwinden, Körper und Geist steuern auf eine völlige Erschöpfung zu."

Auf dieser Stufe kommt es zu Grübelattacken wie „Ich muss das schaffen, das ist meine Aufgabe, ich muss durchhalten, ich schaffe das einfach nicht mehr", zu Motivationsverlust, starken Stimmungsschwankungen, Niedergeschlagenheit bis hin zu Selbstmordgedanken und quälenden Gefühlen innerer Leere.

Körper und Seele bremsen Sie aus. Die Erschöpfungsdepression ist da – nichts geht mehr.

Ein so schwerer Erschöpfungszustand birgt neben einer Erschöpfungsdepression zusätzliche gesundheitliche Risiken wie Bluthochdruck, Herzinfarkt, Schlaganfall, Magen-Darm-Erkrankungen oder Diabetes.

So weit muss es nicht kommen. Haben Sie sich bei der Beschreibung der Erschöpfungsspirale wiedererkannt? Auf welcher Stufe der Erschöpfung sind Sie angekommen? Es gibt auf jeder Stufe, bei jeder Phase des Erschöpfungsprozesses die Möglichkeit, umzukehren und die Erschöpfung aufzuhalten.

2.4.2 Die Erschöpfung aufhalten

Die wichtigste Maßnahme, um ein Fortschreiten der Erschöpfung zu stoppen, ist, sich um den eigenen Körper zu kümmern. Achten Sie auf die eigene Gesundheit, nehmen Sie Körpersignale ernst und gehen zum Arzt, wenn Sie körperliche Beschwerden bemerken. Gönnen Sie Ihrem Körper Zeiten für Bewegung und Entspannung. Mit Bewegung sind Spaziergänge, Fahrrad fahren, schwimmen, joggen und alle Formen von Bewegung an der frischen Luft und in der Natur gemeint. Mit Entspannung sind Maßnahmen gemeint wie gemütliche Pausen, ausreichend Schlaf, Genuss oder auch Entspannungsübungen.

Zur Entspannung werden unterschiedliche Übungen empfohlen: Atemübungen oder kleine Meditationen. Am einfachsten durchzuführen ist die progressive Muskelentspannung nach Jacobsen. Bei dieser Entspannung werden die Muskeln in einer bestimmten Reihenfolge angespannt, die

Anspannung gehalten und bewusst entspannt. Viele Krankenkassen bieten dazu kostenlose CDs und Anleitungen an.

Werden diese körperlichen Bedürfnisse nach Bewegung und Entspannung wieder erfüllt, beginnt der Körper sich wieder zu erholen und Sie bekommen auch wieder Lust auf Treffen mit Freunden und anderen Menschen. Da war doch mal was? Da waren anderen Familienmitglieder und Freunde, zu denen es lange keinen Kontakt mehr gab.

Entscheiden Sie selbst, was Ihnen besonders guttut. Das können ein Spaziergang oder auch Gartenarbeit sein oder Handarbeit oder Musik hören, ein Buch lesen, Kino oder Kultur oder Nichtstun … das geht natürlich auch. Wenn Sie jetzt beginnen wollen, Ihren Erschöpfungsprozess zu stoppen, nehmen Sie sich nicht zu viel vor. Beginnen Sie mit einem „heiligen Termin" in der Woche, an dem Sie etwas für sich tun und den Sie regelmäßig einhalten und gegen alle „Anfeindungen" verteidigen – auch gegen den inneren Schweinehund.

Noch besser wäre, wenn Sie sich mindestens einen ganzen freien Tag oder zwei halbe Tage in der Woche organisieren können.

Spätestens jetzt ist der Zeitpunkt gekommen, an dem Sie sich eine Ansprechperson suchen sollten, mit der Sie Ihre Sorgen, Gedanken und Befindlichkeiten besprechen. Jemand, der Ihnen zuhört, Sie mit allen Gefühlen und Gedanken annimmt und mit Ihnen gemeinsam sortiert, Lösungen sucht und ausprobiert. Möglichkeiten der Entlastung bieten beispielsweise auch Tagesstätten oder Demenz-WGs an (s. Kap. 4).

2.4.3 Antreiber und ihr „Gegengift"

Es gibt noch ein weiteres Konzept, das zeigt, wie wir in eine Erschöpfung hineingeraten.

Dabei geht es um Leitsätze, die uns von Kind auf geprägt haben und die Ihnen sicherlich auch bekannt vorkommen. Sie werden Antreiber genannt. Das Konzept stammt aus der Transaktionsanalyse. Die fünf Antreiber sind folgende Leitsätze

- Sei schnell, beeil dich.
- Sei perfekt, sei genau.
- Kümmere dich um die Leute, sei beliebt, mach's allen recht.
- Streng dich an.
- Sei stark.

Kommt Ihnen einer oder mehrere dieser Antreiber bekannt vor? Das Schlimmste ist: Sie wollen alle miteinander gar nicht zur Betreuung von Menschen mit Demenz passen. Schnell geht gar nichts mit Menschen mit Demenz. Die Menschen mit Demenz sind die Freunde der Entschleunigung. Perfektion ist auch nicht mehr möglich. Es gibt zu diesen Antreibern auch Sätze, die quasi als Gegengift genommen werden können und die Auswirkungen dieser Antreiber abmildern können (Tab. 2.1).

Fünfe gerade sein lassen
Diese fünf „Gegengift" genannten Sätze sind es auch, die den Umgang mit Menschen mit Demenz leichter machen und vor einer Gefahr der Überlastung schützen können.

„Alles zu seiner Zeit" bedeutet, statt drei Dinge gleichzeitig voranbringen wollen, auch einmal fünfe gerade sein zu lassen. Wenn Sie eine Pause brauchen, dann muss Zeit sein für eine Pause oder eine längere Auszeit. Ein Mensch mit Demenz wird ja ohnehin dafür sorgen, dass alles etwas langsamer geht, denn er kann nicht mehr so schnell. Es wird guttun, sich an sein Tempo anzupassen und sich auf die wichtigsten Aufgaben zu konzentrieren: liebevolle, wertschätzende Begegnung und Hilfestellung, wo es nötig ist. Eine blitzblank geputzte Wohnung wird dann eher zweitrangig. Planen Sie vor allem regelmäßige Pausen ein.

Gut ist gut genug
„Ich darf Fehler machen." Dieser Satz erinnert uns daran, dass wir Menschen sind, Grenzen haben und Fehler machen dürfen. Gut ist gut genug. Es geht im menschlichen Leben sowieso nicht ohne Fehler, so sehr wir uns auch anstrengen und alles perfekt machen wollen. Wir werden aus der Haut fahren und ungeduldig werden oder unsere Angehörigen auch mal bevormunden oder kränken. Das kann passieren, das ist nicht schlimm und am besten nimmt man sich Fehler auch nicht übel, sondern lernt aus ihnen.

Tab. 2.1 Antreiber und ihr Gegengift

Antreiber	Gegengift
Sei schnell, beeil dich	Alles zu seiner Zeit
Sei perfekt, sei genau	Ich darf Fehler machen
Kümmere dich, sei beliebt, mach's allen recht	Ich bin der wichtigste Mensch in meinem Leben
Streng dich an	Ich darf es mir auch leicht machen
Sei stark	Ich darf Schwächen haben und um Hilfe bitten

Im mitmenschlichen Umgang können wir uns entschuldigen und sagen, dass es uns leidtut. Wir haben auf diese Weise eine wunderbare Möglichkeit, uns selbst und anderen zu verzeihen, anstatt uns gram zu sein und uns mit Selbstvorwürfen und Ärger über uns selbst zu belasten und innerlich zu blockieren.

Gestehen Sie sich auch Fehler zu – das ist zutiefst menschlich.

„Ein schlechtes Gewissen ist ein schlechtes Ruhekissen" sagt der Volksmund. Sie können grundsätzlich annehmen, dass Sie das Bestmögliche für Ihre Angehörigen tun – auch wenn Sie sich Auszeiten gönnen, Fehler erlauben, Hilfe einfordern und bei allen Aufgaben auch gut für sich selber sorgen. Es gibt wirklich keinen Grund, ein schlechtes Gewissen zu haben. Es stört nur den Schlaf und macht schlechte Laune. Das kann niemand wollen.

Ein guter Mensch zu sein – heißt auch gut zu sich selber sein

„Ich bin der wichtigste Mensch in meinem Leben." Dieser Satz ruft bei vielen Menschen Widerspruch hervor: „Aber der Angehörige mit Demenz, meine Kinder, meine Familie sind doch viel wichtiger als ich!" Stimmt das wirklich? Wenn Sie als pflegende Angehörige andauernd über Ihre Kräfte leben, Ihre Grenzen missachten und sich in einer Erschöpfungsspirale auf eine Depression oder andere körperlicher Erkrankungen zubewegen und sogar für längere Zeit ausfallen, ist niemandem geholfen. Auch Ihren wichtigsten Angehörigen hilft ein solches Verhalten und Denken nicht. Wenn Sie aber sich selber wichtig nehmen, gut für sich sorgen und guten Mutes bleiben, dann erst können Sie lange, vergnügt und vor allem gesund für andere da sein. Ein guter Mensch zu sein, bedeutet gut zu sich selber zu sein. Erst wenn man gut zu sich selber ist, kann man dauerhaft auch gut zu anderen Menschen sein. Seien Sie nicht zu hilfsbereit. Nehmen Sie Ihrem Angehörigen nicht vorschnell Arbeiten ab. Das tut auch den Menschen mit Demenz gut, denn es trägt viel dazu bei, dass sie eigene Fähigkeiten länger trainieren und den eigenen Selbstwert behalten. Aufgaben abnehmen bedeutet bei Menschen mit Demenz, ihnen etwas wegzunehmen, ihnen deutlich zu machen, dass sie Hilfe brauchen. So werden sie den Verlust von Fähigkeiten und Defizite besonders spüren. Hilfe benötigen Menschen mit Demenz erst, wenn es gar nicht mehr geht, und nicht, wenn es nur länger dauert und nicht so schön wird.

Eine andere Erfahrung ist, wer mit sich selber wohlwollend und wertschätzend umgeht, der kann das auch gut mit anderen Menschen. Wer mit sich selber unzufrieden und unglücklich ist, oder ständig unter Druck steht, hat nicht die Kraft und Energie, sich liebevoll und wertschätzend um andere zu kümmern.

Wie kann ich es leichter haben?

„Ich darf es mir auch leicht machen." Dieser Satz ist vielleicht einer der wichtigsten Sätze für einen guten Umgang mit Angehörigen mit Demenz. Für die ganze Zeit der Betreuung sollte Sie diese Frage immer begleiten: „Wie kann ich es leichter haben?" Die Aufgabe, sich um einen Menschen mit Demenz zu kümmern, verlangt Ihnen viel ab. Wo Sie irgend können, sollten Sie es sich leichter machen. Auf die vielfältigen Unterstützungs- möglichkeiten komme ich noch einmal zurück (Kap. 4 und 6). An dieser Stelle ist mir besonders wichtig, zu betonen: Sie dürfen es sich, wo immer es möglich ist, leicht machen und bei neuen Anforderungen darüber nach- denken, wie kann ich es mir leicht machen mit dieser neuen Aufgabe. Dazu kann es unterschiedliche Wege geben: Hilfsmittel benutzen und die Unter- stützung anderer oder von Institutionen in Anspruch nehmen. Eine weitere Möglichkeit sich etwas, was man nicht ändern kann, leicht zu machen ist, es als gegeben anzunehmen und sich nicht innerlich zu wehren oder zu sträuben.

„Kot an der Wand"

Als Martha Witte am Morgen in den Raum von Opa Witte kommt, sieht sie voller Schrecken und Ekel: Opa hat die Wand an seinem Bett mit Kot beschmiert! Es ist niemand da, der ihr diese Arbeit abnehmen kann und sie denkt sich „Was soll's, bei den Kindern konnte ich das früher auch". Mit Ekel und innerem Würgen macht sie sich an die Arbeit. Sie weiß, dass es nichts hilft, jetzt zu schimpfen. Der Vater würde es nicht verstehen und sich abgewiesen fühlen. Nachdem sie die Wand abgewischt, die Bettwäsche gewechselt und den Vater gereinigt hat, denkt Martha Witte: „Und jetzt belohne ich mich, mache eine Pause und koche mir einen schönen Kaffee."

Am Ende dieser Aktion denkt sich Frau Witte eine Belohnung für sich aus. Das ist ein kluger Weg, mit unangenehmen und belastenden Arbeiten umzugehen.

Womit belohnen Sie sich nach unangenehmen Aufgaben? Wenn Sie darüber noch nicht nachgedacht haben, überlegen Sie jetzt: Womit könnten und würden Sie sich belohnen?

Hilfe hilft

Der fünfte und letzte Satz: „Ich darf Schwächen haben und um Hilfe bitten."

Sie müssen nicht alles alleine machen. Die Betreuung und Pflege fordern alle Angehörigen geradezu heraus, eigene Grenzen und Schwächen anzuerkennen und um Hilfe zu bitten. Wichtig zu wissen: Viele Menschen helfen gern und freuen sich, wenn sie helfen können.

Wenn Sie bisher innerhalb der Familie als die Starke gelten und alle gerne von Ihrer Stärke profitieren, dann müssen Sie jetzt, wenn es um Hilfe geht, einmal mehr deutlich werden und Hilfe einfordern, auch wenn die Familie vielleicht beim ersten Mal mault. Dann dürfen Sie nicht nachlassen Hilfe einzufordern, denn langfristig geht es um Ihre Gesundheit.

2.5 Das Gefühlsleben in Balance halten – das Herz erleichtern

Wie in dem letzten Beispiel (Kot an der Wand) beschrieben, gibt es in der Pflege Situationen, die Sie gefühlsmäßig herausfordern und belasten. Situationen, in denen Sie sich ärgern, ekeln, durch Unflätigkeiten verletzt und gekränkt sind. Phasen, in denen Sie resigniert oder wütend sind oder am liebsten alles hinschmeißen wollen. Auf der anderen Seite gibt es auch viele schöne, lustige und innige Momente. Momente, die besonders das Herz berühren. Bewahren Sie sich vor allem die positiven Erlebnisse von Herz zu Herz und entlasten Sie sich in Gesprächen innerhalb der Familie oder mit Freunden und in Angehörigengruppen von den negativen Gefühlen. Sie brauchen sich nicht zu schämen, dass Sie auch negative Gefühle haben. Das geht allen so und lässt sich überhaupt nicht vermeiden. Lassen Sie nicht zu, dass sich negative Gefühle anstauen und Sie dann vielleicht ungerecht und ungeduldig werden in Momenten, in denen es gar nicht angebracht wäre.

Belohnen Sie sich dafür, dass Sie Strapazen und Herausforderungen auf sich genommen haben. Diese sehr anspruchsvolle Aufgabe, die ein hohes Maß an Engagement, Toleranz, Durchhaltevermögen und Demut verlangt, übernehmen nur sehr besondere Menschen. Und Sie gehören dazu!

Es gibt einen weiteren wichtigen Aspekt: Intensive Gefühle der Erkrankten stecken an. Ein intensives Angstgefühl kann auch in dem Angehörigen Angstgefühle auslösen. Unruhe und nächtliche Schlafstörungen können zu Schlafstörungen bei Angehörigen führen. Ebenso können Gefühle wie Hilflosigkeit, Verzweiflung, Trauer „anstecken" und Ihr Herz belasten. Die Gefahr besteht gerade dann, wenn Sie Mitgefühl entwickeln und Gefühle miteinander teilen. **Da bekommt der Satz „das**

Herz erleichtern" im Austausch mit anderen Menschen oder einem Wegbegleiter eine ganz besondere Bedeutung. So vermeiden Sie, sich gefühlsmäßig zu überfordern.

2.6 Konkrete Hilfsangebote

Viele der konkreten Hilfsangebote werden in den folgenden Kapiteln beschrieben. An dieser Stelle sollen aber noch einmal die Angebote zusammengefasst werden, die dazu dienen, die Angehörigen bei der Pflege des Menschen mit Demenz im gewohnten sozialen Umfeld oder in seinem Zuhause zu entlasten. Damit Ihnen ein schneller Überblick ermöglicht wird, unterscheide ich zwischen professionellen und ehrenamtlichen Angeboten.

Das Allerwichtigste ist und bleibt neben der Information zur Erkrankung und zur Pflege ein Wegbegleiter für die gesamte Zeit der Pflege. Jemand, mit dem Sie über alles – auch die Tabuthemen – reden können. Ein Mensch, der Sie annimmt mit allen Gefühlen, Konflikten und schwierigen Situationen. Hilfreich ist eine professionelle Beraterin oder ein professioneller Berater. Das kann ein Angehörigenberater der Alzheimer-Gesellschaft sein, eine Seniorenberatung oder Pflegeberatung oder auch eine mit Demenz erfahrene Psychotherapeutin oder ein Psychotherapeut.

Professionelle Hilfsangebote für die Betreuung im eigenen Zuhause
Informationen und Schulungskurse zu den Themen Demenz und Pflege werden von der Alzheimer-Gesellschaft, den Wohlfahrtsverbänden und den Pflegekassen angeboten.

Ambulante Pflegedienste übernehmen in Absprache mit den Angehörigen bestimmte Aufgaben: Neben duschen, anziehen und Essen zubereiten gibt es viele Möglichkeiten der Unterstützung bei der täglichen Pflege.

Tagespflege/Tagesstätten: Die Betroffenen werden zu Hause abgeholt und eine bestimmte Anzahl von Tagen in der Tagesstätte versorgt. Am Nachmittag werden sie wieder nach Hause gebracht.

Verhinderungspflege: wird bis zu 6 Wochen pro Jahr gewährt. Es steht ein bestimmter Etat zur Verfügung, den Sie tageweise oder auch stundenweise einsetzen können, wenn beispielsweise Angehörige, Pflegedienst oder Alltagsbegleiterinnen und -begleiter die Betreuung übernehmen.

Im Rahmen der Verhinderungspflege können Sie auch Urlaub ohne Ihren Pflegebedürftigen machen (§ 39 im SGB XI).

„Ich brauch keine Hilfe – na, im Garten vielleicht"

Thea Orth, 80 Jahre, lebt mit ihrem Mann im eigenen Haushalt in einem Dorf auf dem Land. Sie hat den Pflegegrad 3 zuerkannt bekommen. Den größten Teil der Fürsorge für die beiden Alten leisten abwechselnd die in der Nähe lebenden Kinder, die alle selber berufstätig sind. Die pflegenden Kinder hätten gerne eine Entlastung. Die Mutter sträubt sich jedoch gegen jede Art von zusätzlicher Betreuung und Unterstützung und besteht darauf, den Haushalt alleine führen zu können. Einzig eine Hilfe bei der Gartenarbeit wird von ihr akzeptiert. Dort hat sie Blumen und Kürbis angebaut, und gegen ein kleines Entgelt können sich Vorbeifahrende einen Blumenstrauß pflücken, Zucchini oder Kürbisse kaufen. Das Geld stecken die Kunden in eine kleine, gut gesicherte Kasse. Die Einnahmen bekommt Frau Orth.

So wird aus dem Topf für Verhinderungspflege eine Kraft finanziert, die im Sommer mit Frau Orth ihren kleinen Garten bewirtschaftet. Sie kommt einmal pro Woche für drei Stunden und arbeitet gemeinsam mit Frau Orth im Garten. Frau Orth sitzt in ihrem Rollstuhl und kann im Sitzen verschiedene Gartenarbeiten verrichten. Sie ist jedes Mal zufrieden, wenn sie in ihrem Garten gemeinsam mit der Betreuungskraft gewirtschaftet hat.

Im Winter kommt diese Betreuungskraft nicht.

Dieses Beispiel zeigt, wie vielfältig und kreativ die Verhinderungspflege eingesetzt werden kann.

Kurzzeitpflege wird für acht Wochen im Jahr gewährt. Sie wird in Pflegeeinrichtungen durchgeführt und kann für Angehörige mit Demenz auch als Test dienen, wie sie wohl in einer Einrichtung zurechtkommen. Sie wird in Zeiten erbracht, wenn die häusliche Pflege nicht geleistet werden kann (§42 SGB XI).

Eine 24-h-Pflege lebt im Haushalt mit dem Menschen mit Demenz zusammen.

Einzelheiten finden Sie dazu in Kap. 4.

Ehrenamtliche Hilfsangebote

Zu den ehrenamtlichen Betreuungen zählt natürlich als erstes die Unterstützung aus der Familie und dem Freundeskreis. Es gibt sicherlich auch Menschen in Ihrem Umfeld oder dem Ihres Angehörigen, die die Betroffenen stundenweise betreuen oder besuchen. Eine positive Wirkung haben Besuche von unterschiedlichen Generationen und von Menschen mit Tieren. Tiere haben einen Aufforderungscharakter und laden ein, sich mit ihnen zu beschäftigen (s. Abb. 2.1).

Mehr über viele ehrenamtliche Hilfsangebote erfahren Sie bei den örtlichen Alzheimer-Gesellschaften.

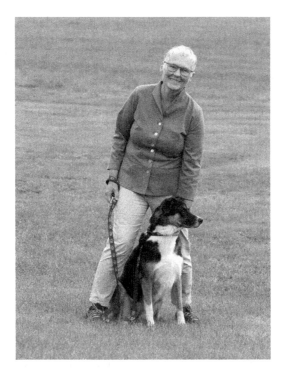

Abb. 2.1   Positive Wirkung von Hunden

So gibt es ehrenamtlich geleitete Betreuungsgruppen, an denen die Betroffenen stundenweise ein-, zweimal in der Woche teilnehmen können.

Für Angehörige gibt es Schulungen zum Krankheitsbild und zur Pflege sowie die Gruppen zum gegenseitigen Austausch.

Senioren- und Pflegeberatungsstellen sind weitere Ansprechpartner für Hilfsangebote. Diese Angebote sind kostenfrei.

Betreuter Urlaub in der Gruppe
Betreuter Urlaub in der Gruppe ist dafür gedacht, Menschen mit Demenz und deren Angehörige eine gemeinsame entspannte Zeit mit neuen Eindrücken zu ermöglichen. Die Reisen sind meistens so gestaltet, dass die Erkrankten einen Teil des Tages von geschultem Fachpersonal betreut werden, während die Angehörigen es sich gut gehen lassen können bei Gesprächen, Austausch mit anderen Angehörigen, Ausflügen oder aber auch entspanntem Nichtstun. Die Hotels und Unterkünfte sind in der Regel behindertengerecht.

Solche Reisen werden unter anderem auch von den Alzheimer-Gesellschaften angeboten. Sie helfen auch bei der Finanzierung der Reisekosten für die Erkrankten.

Angebote erfragen Sie am besten bei den örtlichen Alzheimer-Gesellschaften.

Das Infoblatt 17 der Deutschen Alzheimer Gesellschaft enthält weitere Informationen zu diesem Thema.

2.7   Pflege und Beruf

Berufliche Tätigkeit und Pflege eines Angehörigen sind oft schwer miteinander vereinbar.

In den Betrieben wird gerne die Geburt eines Kindes verkündet und gefeiert. Allen ist inzwischen klar, dass es ein „Vereinbarkeitsproblem Kindererziehung" gibt.

Über einen Pflegefall in der Familie spricht man allerhöchstens mit den engsten Kolleginnen und Kollegen. Das „Vereinbarkeitsproblem Pflege von Angehörigen" ist in vielen Betrieben noch nicht richtig angekommen. Das darf Sie nicht davon abhalten, das Thema im Betrieb anzusprechen und gemeinsam mit Ihrem Arbeitgeber nach einer passenden Lösung zu suchen.

In größeren Betrieben empfiehlt es sich, auch die Interessenvertretung und, wenn vorhanden, die betriebliche Sozialberatung oder einen Pflegelotsen einzubeziehen. Die betriebliche Sozialberatung wird in den Betrieben teilweise auch durch externe Dienstleister übernommen, die Mitarbeiterinnen und Mitarbeiter telefonisch oder persönlich beraten. Sie können auch eine Ansprechperson für Sie sein.

Gesetzliche Regelungen

Durch das **Pflegezeitgesetz** können nahe Angehörige kurzfristig unbezahlt bis zu zehn Tage Auszeit nehmen und von der Arbeit fernbleiben, um die Pflege ihrer Angehörigen zu organisieren. Eine solche Situation liegt vor, wenn plötzlich ein Pflegebedarf vorliegt oder aber auch, wenn pflegebedürftige Angehörige kurzfristig aus dem Krankenhaus entlassen werden und eine sachgerechte Anschlussversorgung sichergestellt werden muss. Prüfen Sie, ob in Ihrem Fall eine Lohnfortzahlung durch tarifliche oder betriebliche Vereinbarungen abgesichert ist. Ist dies nicht der Fall, besteht die Möglichkeit, Pflegeunterstützungsgeld zu erhalten. Das Pflegeunterstützungsgeld gilt als Lohnersatzleistung und soll Angehörige finanziell entlasten und die Organisation der Pflege erleichtern. Die Antragsvoraussetzungen erfahren Sie bei der jeweiligen Pflegekasse.

Durch zwei weitere Gesetze soll die Vereinbarkeit von Pflege und Beruf besser geregelt und arbeitsrechtlich abgesichert werden. Die Freistellungsmöglichkeiten sind in zwei unterschiedlichen Gesetzen geregelt: im Pflegezeitgesetz und im Familienpflegezeitgesetz.

Pflegezeit nach dem Pflegezeitgesetz

Beschäftigte, die in häuslicher Umgebung ihre pflegebedürftigen nahen Angehörigen pflegen wollen, haben die Möglichkeit, sich bis zu 6 Monate von der Arbeit freistellen zu lassen. Die Freistellung kann vollständig oder in Form einer Arbeitszeitreduzierung erfolgen. So können Beschäftigte ihre berufliche Tätigkeit an dem jeweiligen Pflegebedarf ausrichten. Ein hoher Pflegebedarf kann zum Beispiel durch eine vollständige Freistellung von der Arbeit abgedeckt werden, während eine teilweise Freistellung beispielsweise bei Pflegegrad 1 oder bei einer Aufteilung der Pflege zwischen mehreren Familienmitgliedern unter Umständen ausreichend sein kann.

Familienpflegezeit nach dem Familienpflegezeitgesetz

Zur Pflege eines nahestehenden Menschen haben Berufstätige in Betrieben mit mehr als 25 Beschäftigten ein Recht auf bis zu zwei Jahre Teilzeitarbeit. Bei der Familienpflegezeit muss die wöchentliche Arbeitszeit mindestens 15 h betragen. Bei unterschiedlichen wöchentlichen Arbeitszeiten oder einer unterschiedlichen Verteilung der wöchentlichen Arbeitszeit muss im Durchschnitt in einem Zeitraum von bis zu einem Jahr eine wöchentliche Mindestarbeitszeit von 15 h erreicht werden.

Zum Abpuffern der finanziellen Lücke, die durch die Reduzierung der Arbeitszeit entsteht, bietet der Bund in dieser sogenannten Familienpflegezeit ein zinsloses Darlehen an. Das Darlehen wird monatlich ausgezahlt und soll 50 % des durch die Arbeitszeitreduzierung fehlenden Nettogehalts abdecken. Die Antragstellung geschieht beim Bundesamt für zivilgesellschaftliche Aufgaben. Auf dieses Darlehen haben auch Mitarbeiterinnen und Mitarbeiter kleinerer Betriebe einen Anspruch. Die Pflegekasse der Pflegebedürftigen sichert ihre Sozialversicherung ab.

Die Pflegekasse übernimmt die Zahlung von Rentenbeiträgen für pflegende berufstätige Angehörige, wenn sie max. 30 h und mindestens 10 h regelmäßig verteilt auf 2 Tage in der Woche und mindestens 2 Monate/Jahr arbeiten. Es ist dazu bei der Pflegekasse ein Fragebogen zu beantworten zur „Zahlung der Beiträge zur sozialen Sicherung für nicht erwerbsmäßig tätige Pflegepersonen". Das sind Sie!

Informationen   dazu: https://www.bmas.de/DE/Themen/Arbeitsrecht/
Vereinbarkeit-Familie-Pflege-Beruf/vereinbarkeit-familie-pflege-beruf.html
(Abruf 17.08.2020).

2.8   Mit der Arbeitgeberin, dem Arbeitgeber Lösungen suchen

Diese gesetzlichen Regelungen sind eine gute Grundlage, mit Ihrer Arbeit-
geberin bzw. Ihrem Arbeitgeber gemeinsam eine passende Lösung zu finden.
Dabei finde ich wichtig, die anstehende Belastung deutlich zu machen.
Dann kann gar nicht erst der Gedanke aufkommen, Sie würden in Ihrer
Freizeit ein bisschen pflegen – sondern es ist klar: Pflege ist Arbeit. Viele
Betriebe kennen den Unterstützungsbedarf ihrer Beschäftigten nicht.

Planen Sie innerhalb der Familie den zeitlichen Bedarf. Vielleicht gibt
es Möglichkeiten, dass andere Familienmitglieder sich beteiligen und
sich zeitlich verlässlich einbringen können. Sie können auch den Besuch
einer Tagesstätte mit ihren Zeiten miteinbeziehen. Mit dieser Zeitplanung
können Sie danach mit der Arbeitgeberin bzw. dem Arbeitgeber die Arbeits-
zeitregelungen abstimmen. Es hat sich gezeigt: Je flexibler die Arbeitszeit geregelt ist, desto besser ist die Vereinbarkeit von Pflege und Beruf.
Pflegende Angehörige können dann auch kurzfristige Termine wahrnehmen.
Dienstpläne brauchen für Ihre Zwecke einen langen Vorlauf, bei Schicht-
plänen gilt Ähnliches.

Neben einer Teilzeitregelung wäre auch ein neuer Zuschnitt Ihrer
Arbeitsaufgaben denkbar, denn die häusliche Pflege wird Sie sicherlich
sehr in Anspruch nehmen. Zu prüfen wäre auch, ob mobiles Arbeiten eine
Erleichterung wäre. Dann könnte ein Teil der Arbeitszeit zu Hause geleistet
werden, wenn die Arbeitsaufgabe, der Datenschutz und die technische Ausstattung das mobile Arbeiten zulassen. Die Corona-Pandemie hat in den
Betrieben durch die große Anzahl von Beschäftigten mit mobiler Arbeit für
mehr Offenheit gesorgt. Andererseits kann es auch guttun, das Haus zu verlassen und zur Arbeit zu gehen.

Bei der Pflege eines Elternteils können die Ehepartner auch Arbeitszeiten
so miteinander abstimmen und koordinieren, dass beide gemeinsam eine
Betreuung gewährleisten können.

2.9 Tipps für Angehörige

1. Bleiben Sie von Anfang an nicht mit der Fürsorge und Pflege eines Angehörigen allein und schützen Sie sich vor Überforderung. Achten Sie auf Ihre eigene Gesundheit und seelische Balance und nehmen sich Auszeiten. Dazu gehören die alten Empfehlungen, die schon unsere Großmütter gaben: ausreichend Schlaf und Ruhepausen, gesunde, ausgewogene Ernährung, Bewegung und soziale Kontakte. Genießen Sie die schönen Momente.
2. Knüpfen Sie ein Unterstützungsnetzwerk aus Freunden und Familie, Professionellen, Ehrenamtlichen, sozialem Umfeld.
3. Suchen Sie sich eine Begleitung, die den gesamten Prozess für Sie als Ansprechperson da ist.
4. Nutzen Sie Beratungsangebote, Pflegedienste, ambulante und – wenn erforderlich – auch stationär Angebote zur Entlastung.
5. **Beratungsangebot für privat Versicherte:** COMPASS Private Pflegeberatung kostenfreies Beratungstelefon: 0800 101 88 00; Mo–Fr 8–19 Uhr, Sa 10–16 Uhr (www.compass-pflegeberatung.de).

Literatur- und Internethinweise

Leben mit Demenzkranken – Hilfen für schwierige Verhaltensweisen und Situationen im Alltag Deutsche Alzheimer Gesellschaft.

Unger, H. P., & Kleinschmidt, C. (2014). *Das hält keiner bis zur Rente durch* (2. Aufl.). Kösel.

Haubold, A.-K., Clasen, H., & Obst, L. (2019). *iga-Wegweiser: Beruf und Pflegeverantwortung.* Institut für Arbeit und Gesundheit der Gesetzlichen Unfallversicherung (IAG).

DGUV Broschüre. (2018). *Zu Hause pflegen – So kann es gelingen! Ein Wegweiser für pflegende Angehörige.* DGUV. https://publikationen.dguv.de/regelwerk/publikationen-nach-fachbereich/gesundheitsdienst-und-wohlfahrtspflege/gesundheitsdienst/3430/zu-hause-pflegen-so-kann-es-gelingen. Zugegriffen: 23. Sept. 2020.

https://www.bmas.de/DE/Themen/Arbeitsrecht/Vereinbarkeit-Familie-Pflege-B https://publikationen.dguv.de/widgets/pdf/download/article/3430eruf/vereinbarkeit-familie-pflege-beruf.html. Zugegriffen: 17. Aug. 2020.

Ratgeber für die Seele: https://www.bagso.de/publikationen/ratgeber/entlastung-fuer-die-seele/brufbar unter: https://publikationen.dguv.de/widgets/pdf/download/article/3430. Zugegriffen: 25. Sept. 2020.

Informationen zur Pflege: www.pflege.de.

Kostenfreies Angebot mit online-Schulungen und Kursen zur Stärkung pflegender Angehöriger vornehmlich im norddeutschen Raum: www.angehorerigenschule.de.

3

So lange wie möglich eigenständig bleiben

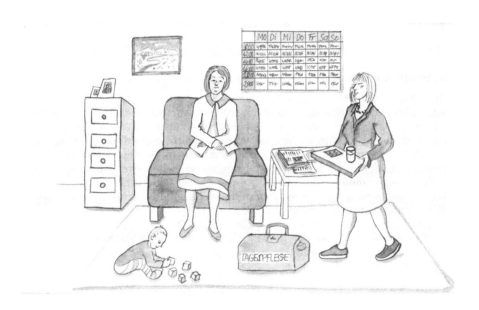

I. Riechert, *Was kommt bei Demenz auf uns zu?*,
https://doi.org/10.1007/978-3-662-62850-8_3

Das Ziel aller Maßnahmen ist, so viel Lebensqualität wie möglich für den Menschen mit Demenz zu erhalten. Dabei geht es um Teilnahme am gesellschaftlichen und kulturellen Leben, soziale Beziehungen, Autonomie, Mobilität, Sicherheit, Schutz und Wohlbefinden.

Die Krankheit schreitet zwar voran, die Vergesslichkeit nimmt zu und wirkt sich auf den Alltag aus. Sie als Angehörige sorgen sich und fragen, wie lange das wohl noch gutgehen mag. In diesem Kapitel beschäftigen wir uns mit den Hilfs- und Entlastungsmöglichkeiten für die häusliche Pflege und die Unterstützung durch einen Pflegedienst. Außerdem wird beschrieben, wie man einen Pflegegrad und eine Schwerbehinderung beantragt. Notwendige Maßnahmen werden geschildert, die beachtet werden müssen, um die Sicherheit im gewohnten Umfeld zu gewährleisten. So kann das Ziel verfolgt werden, den Mensch mit Demenz so lange wie möglich in seiner gewohnten Umgebung zu belassen.

Spätestens jetzt sollten Sie auch über Vollmachten nachdenken.

Unterstützung wird organisiert

Hilde Meissner lebte seit dem Tod ihres Mannes alleine im Haushalt. Sie war vergesslicher geworden, manchmal unsicher und durcheinander, aber sie wollte auf jeden Fall in ihrem Zuhause bleiben. Ihre alltäglichen Dinge, die sie fürs Leben brauchte, konnte sie in ihrer Wohnung nicht mehr finden. Sie suchte auch ständig ihre Geldbörse. Andererseits versteckte sie diese an schwierigen Orten, z. B. im Kühlschrank. Insgesamt fing sie an, sich in ihrer Wohnung nicht mehr zurechtzufinden. Der Arzt hatte der Familie jedoch dringend geraten, Frau Meissner so lange wie möglich in ihrem gewohnten Umfeld zu belassen. Einige Hilfen hatte die Familie schon organisiert.

Eine Putzfrau half ihr beim Saubermachen. Die Nachbarn und ihr Sohn kauften das meiste für sie ein und eine Nachbarin und eine Freundin besuchten sie jeden Tag einmal, um nach ihr zu schauen.

3.1 Sicher leben im eigenen Haushalt

Die Menschen mit Demenz sollten solange wie möglich im vertrauten Umfeld leben und, wenn es möglich ist, auch in der eigenen Wohnung bleiben können. Für ein sicheres Leben im eigenen Haushalt gibt es einige wichtige Dinge zu beachten und einfache Lösungen zu finden. Vor allem dann, wenn das Gedächtnis nicht mehr so gut funktioniert, sind einige Gedächtnisstützen hilfreich.

Lebt ein Mensch mit Demenz in seinem häuslichen Umfeld, kann es sinnvoll sein, das Umfeld über die Demenz aufzuklären: die Nachbarn, Geschäfte, in denen der Einkauf erledigt wird, Friseur, gegebenenfalls die Kirche und bei Unruhe und großem Bewegungsdrang auch die Polizei. Gern besuchte Gastronomie wie das Lieblingskaffee oder Restaurant sollten ebenfalls wissen, dass auch Menschen mit Demenz respektvoll und höflich behandelt werden wollen und bei ihnen längere Reaktionszeiten beachtet werden müssen.

Einkauf im Supermarkt

Erika Hofmann hatte früher immer in ihrem Supermarkt eingekauft. Als sie den Weg nicht mehr laufen konnte, hat sie dort ihre Bestellungen aufgegeben, die bestellten Lebensmittel wurden ihr gebracht und von ihr bei Lieferung bezahlt. Eines Tages meldete sich der Supermarkt bei der Angehörigen und drohte die Lieferungen einzustellen, weil Frau Hofmann sich geweigert hatte, die Rechnung zu bezahlen. Dafür musste eine neue Lösung gefunden werden. Beim Supermarkt wurde nun von der Tochter eine kleine Kasse deponiert und jeder Einkauf abgerechnet. Die Kasse wurde immer wieder aufgefüllt und so konnte Frau Hofmann auch weiterhin in ihrem Supermarkt Einkäufe erledigen.

Wichtig sind und bleiben **Regelmäßigkeit und Tagesstruktur.** Sie geben dem Menschen Sicherheit. Große Kalender und Uhren bieten gut sichtbar Orientierung. Wenn das Ziffernblatt einer Uhr nicht mehr sicher erkannt wird, helfen digitale Zeitanzeigen.

Für die Terminplanung und zur Erinnerung an wichtige Termine können Tisch- oder Wandkalender benutzt werden, in denen diese Termine gut lesbar notiert werden. Parallel können natürlich auch Angehörige oder andere vertraute Personen zusätzlich den Betroffenen an wichtige Termine erinnern. Das ist oft sicherer als ein Kalender.

Für manch einen kann es vielleicht hilfreich sein, mit ihm gemeinsam einen Wochenplan aufzustellen und ihn gut sichtbar in der Wohnung an exponierter Stelle aufzuhängen. Die Alzheimer-Gesellschaft empfiehlt, in dem Wochenplan jeweils pro Tag eine Zeile mit sechs Spalten zu verwenden. Pro Tag können eingetragen werden: Das Datum, Aktivitäten jeweils vormittags und nachmittags, die Orte, an denen die Aktivitäten stattfinden, und was dafür mitgenommen werden muss.

Beispiel: Wochentag: Vormittag: Einkauf, wo? Wochenmarkt, was mitnehmen? Portemonnaie, Einkaufszettel, Tragetaschen, Hausschlüssel.

Sie können sich einen solchen Wochenplan selber erstellen oder sich bei der Deutschen Alzheimer Gesellschaft herunterladen unter: www.deutschealzheimer.de/Menschen mit Demenz/Tipps für den Alltag.

Suchen und Finden

Wahrscheinlich verfängt der nächste Tipp bei Ihnen nicht, weil Sie es schon immer so gemacht haben: Wichtige Dinge wie Brille, Portemonnaie oder Schlüssel sollten immer am selben Ort aufbewahrt werden. Diese Orte haben sich sowieso schon tief eingeprägt. Wo beginnen Sie mit der Suche nach dem vermissten Schlüssel?

Für die Inhalte von Schränken wird empfohlen, in der Tür einen Zettel mit dem Schrankinhalt aufzuhängen, um benötigte Dinge möglichst schnell finden zu können. Hilfreich ist, in diesem Zusammenhang für eine bessere Übersicht zu sorgen. Sinnvoll ist auch, den Haushalt zu verkleinern und nicht mehr benötigte Kleidungsstücke und Küchenutensilien auszusortieren. Für die Betroffenen ist es dann leichter, bei einem übersichtlichen Angebot eine Auswahl zu treffen.

Für die Orientierung innerhalb der Wohnung können die Zugänge zu Räumen auch mit Farbe gekennzeichnet werden. Farben bieten grundsätzlich noch lange eine gute Orientierung.

Kommunikation

Das Telefonieren wird mit einem Seniorentelefon einfacher. Es hat große und sprechende Tasten, mit denen ist es leicht Kurzwahlnummern zu speichern.

Sie können für das einfache Erkennen von wichtigen Telefonnummern beispielsweise auch kleine Fotos oder farbige Punkte auf den Kurzwahltasten anbringen.

Kochen

„Jetzt hat Ilse wieder für drei Leute eingekauft, und wir sind doch seit 35 Jahren nur noch zu zweit."

„Ich vergesse so viel und koche inzwischen schon gar nicht mehr, weil ich mich an die Rezepte nicht mehr erinnern kann!"

„Magda hat heute den Tisch für 4 Personen gedeckt. Als ich sie gefragt habe, für wen sie außer für uns zwei zusätzlich gedeckt hat, sagt sie, für deine und meine Mutter. Die sind doch schon lange tot …"

Inge telefoniert täglich mit ihrer Freundin Martha: „Hallo Martha, was hast du denn heute gekocht" fragt ihre Freundin Inge bei jedem Telefonat. Martha antwortet jeden Tag mit einigem Zögern „… ach heute … heute gab es Reste".

Wenn Kochen und Einkaufen schwerer werden, dann kann man sich vielleicht noch an einfache Rezepte erinnern oder gemeinsam mit Angehörigen diese Rezepte sammeln und aufschreiben. Man kann auch gemeinsam kochen und – ganz wichtig! – die Mahlzeit nicht nur zubereiten, sondern auch zusammen essen (s. Kap. 7).

Sie können als Angehörige für die Betroffenen mitkochen und ihnen kleine Portionen zum Aufwärmen vorbeibringen oder – noch besser – sich an bestimmten Tagen zum gemeinsamen Essen verabreden.

Alternativ gibt es verschiedene Firmen, die tiefgefrorene Gerichte bringen, die nur aufgetaut und erwärmt werden müssen, oder Sie können „Essen auf Rädern" bestellen. Inzwischen gibt es etliche Dienstleister mit schmackhaften Gerichten oder auch Essen aus Restaurants, das man sich bringen lassen kann.

Preiswertes Essen gibt es sicher auch im Gasthaus, beim Metzger, im Seniorentreffpunkt oder einer nahegelegenen Tagesstätte. Erkunden Sie miteinander sichere Wege zu nahegelegenen Mittagstischen.

Sicherheit

Sicherheit in der Wohnung hat drei wesentliche Aspekte: **Sturzprophylaxe, Brandschutz** und **Notruf.** Zum Schutz vor Stürzen sind helles Licht und ein rutschfester Fußboden wichtig. Gefährliche Stolperfallen sind lose Teppiche, hochstehende Ecken, lose Kabel oder frei liegende Verlängerungen. Alle Gefahrenquellen sollten akribisch aufgespürt und beseitigt werden. Nichts ist schlimmer als ein Sturz mit fatalen Folgen für die Betroffenen. Neben dem Risiko eines Bruchs mit einem Krankenhausaufenthalt bleiben oft Ängste vor weiteren Stürzen zurück, die zu Gangunsicherheit und Ängstlichkeit führen können.

Für den Brandschutz sind am besten alle Räume bis auf das Bad mit Rauchmeldern zu versehen und an einer gut sichtbaren Stelle sollten ein Feuerlöscher und Hinweisschilder angebracht werden.

Für Notsituationen empfiehlt es sich, einer Vertrauensperson einen Haustürschlüssel zu überlassen. Wichtige Telefonnummern und Notrufnummern sollten in der Nähe des Telefons gut sichtbar angebracht sein. Regelmäßige Telefonate der Betroffenen mit Angehörigen, Freunden, Nachbarn können die Sicherheit erhöhen.

Sicherheit vermitteln auch Hausnotrufsysteme, die von verschiedenen Anbietern wie dem DRK, den Maltesern oder den Johannitern angeboten werden.

Weitere Gefahrenquellen können mit technischen Hilfsmitteln verringert werden. Es gibt technische Hilfen, die den Haushalt für Menschen mit Demenz, die alleine leben, sicherer machen können: Eine Sicherung kann den Herd vor Überhitzung schützen, es gibt außerdem Bügeleisen, die sich selbst abschalten, oder Bewegungsmelder, die mit Lichtquellen verbunden sind. Eine Nachtbeleuchtung kann helfen, sich in der Dunkelheit zurechtzufinden.

Beratung und Hilfe kommt online und am Telefon

Herrn Beiers Mutter lebt in ihrer eigenen Wohnung. Der Sohn lebt nicht am Wohnort und kann seine Mutter nur in größeren Abständen besuchen. Besondere Sorgen macht er sich, wenn seine Mutter alleine in der Küche ist und sich ihre Mahlzeiten zubereitet. Mit dem Einverständnis seiner Mutter hat er in der Küche eine Webcam installiert. Damit sieht er seine Mutter in der Küche hantieren und kann ihr am Telefon konkrete Hilfestellungen geben. Er kann sogar kontrollieren, ob beim Verlassen der Küche auch die Elektrogeräte ausgeschaltet sind.

Für die technische Lösung mit einer Webcam sind eine Vorliebe und Vertrauen in die Technik auf beiden Seiten erforderlich. Ich habe dieses Beispiel genannt, weil es technische Möglichkeiten aufzeigt, die im beiderseitigen Einverständnis sicherlich eine Zeit lang Entfernungen überbrücken können.

Ein weiterer Sicherheitsaspekt wird in der folgenden Fallgeschichte deutlich. Bei geringer werdender Orientierung und gleichbleibender Lust an eigenständigen Ausflügen sollten Angehörige sicher wieder nach Hause finden.

„Wie finde ich zurück?"

Anna Leistner lebt in einem Wohnheim. Sie versucht auf dem Weg „nach Hause" ihren alten Wohnort aufzusuchen. Manchmal schafft sie das auch. Die Familie staunt immer wieder über sie. Hat sie ihre alte Wohnung gefunden, melden sich die alten Nachbarn bei der Tochter und sie holt ihre Mutter dort wieder ab. Aber oft verläuft sie sich auch, irrt umher und sucht sich nach einer oder mehreren Stunden Hilfe bei Passanten, die ihr den Heimweg weisen. Da Frau Leistner sich bisher immer rechtzeitig Hilfe gesucht hat, ist die Familie noch dafür, dass sie ihre Freiheit genießen darf und nicht in einem geschlossenen Wohnbereich leben muss. Auch das Wohnheim, in dem sie wohnt, ist sehr kooperativ in dieser Frage.

Die Familie hat viel probiert, um die Ausflüge der Mutter sicherer zu machen. Als wirkungsvoll haben sich kleine Plastikmarken erwiesen, die mit Klebefolie leicht herzustellen sind. Darauf stand ihr Name, ihre Adresse, und auf der Rückseite stand „Hilfe unter: 1234567" mit der Mobilnummer der Tochter. Diese Marken kamen mit kleinen Karabinern an alle Taschen, alle Reißverschlüsse von Jacken, auch an Gürtelschlaufen von Hosen.

Diese kleinen Marken haben sehr geholfen. Freundliche Passanten haben angerufen, wenn Frau Leistner desorientiert war, und so konnte die Familie sie an den erstaunlichsten Orten in der Stadt und auch außerhalb der Stadt abholen. Sie war dabei gut gelaunt und nicht ängstlich.

Die hartnäckige Suche nach Lösungen führt häufig zum Erfolg.

3.2   Medizinische und fachliche Informationen

Die Störungen im leichten Stadium von Demenz sind meist noch gering: Noch ist nur das Kurzzeitgedächtnis betroffen. Es fällt den Betroffenen schwer, Gesprächen zu folgen. Dinge werden verlegt, Informationen nicht behalten.

Durch den fortschreitenden Gedächtnisausfall geht stufenweise auch die vertraute Kontinuität der Zeit verloren. Die Störung des Gedächtnisses lässt die Gegenwart immer häufiger fremd und unbegreiflich erscheinen. Die momentane Situation kann nicht mehr mit der Vergangenheit verknüpft und damit sinnvoll gedeutet werden. Es entsteht ein Zustand tiefer Verunsicherung und Desorientierung, der einem Verwirrtsein gleicht.

Auch wenn der Verstand des Erkrankten den Grund für das Vergessen nicht erfassen kann, bleibt doch die Fähigkeit, Misserfolge und Ablehnung zu spüren.

Bei so viel innerer Aufruhr, Ängsten und Verunsicherung auf allen Seiten erscheint es neben der Fürsorge für den Menschen mit Demenz besonders wichtig, sich als Familienangehörige oder pflegende Partner Unterstützung und Hilfe zu organisieren.

3.3   Welche Fragen gibt es?

Geht es noch alleine zu Hause? Wofür brauche ich Unterstützung? Wen gibt es noch in meinem Umfeld? Wie finde ich den passenden Pflegedienst? Wie ist das mit den Pflegestufen? Hilft ein Antrag auf Schwerbehinderung?

Als pflegende Angehörige sollte man nach einer Diagnose Demenz sobald wie möglich Beratung zu Pflegeleistungen zur Unterstützung suchen. Das Ziel der Pflegekassen ist grundsätzlich, das Leben im gewohnten häuslichen Umfeld so lange wie möglich zu fördern und zu unterstützen.

3.4   Wer kann unterstützen?

Pflegestützpunkte in Deutschland
Gute Möglichkeiten für vielfältige Informationen und Unterstützungen können Betroffene sowie Angehörige bei den Pflegestützpunkten deutschlandweit erfahren. Pflegestützpunkte sind gemeinsam mit Kranken- und

Pflegekassen sowie Sozialhilfeträgern auf Initiative der einzelnen Bundesländer eingerichtet worden.

Es sind unabhängige, kostenfreie und wohnortnahe Auskunfts- und Beratungsstellen rund um das Thema Pflege, Versorgung und Betreuung für Pflegebedürftige und ihre Angehörigen. Bei Bedarf kommen die Expertinnen und Experten der Pflegestützpunkte auch zu Ihnen nach Hause, um sich über den Unterstützungsbedarf sowie die Wohnsituation der betroffenen Person einen Überblick zu verschaffen. Sie informieren wettbewerbsneutral über die regionalen Leistungsanbieter und geben Angehörigen auch Anleitungen für die Pflege zu Hause. Bei Bedarf kümmern sie sich auch um ehrenamtliche oder andere Unterstützung (z. B. Organisation der Pflege). Bei Schwierigkeiten mit Anbietern von Pflegeleistungen oder mit Pflegeeinrichtungen stehen sie unterstützend zur Seite.

Hier finden Sie eine Übersicht der Pflegestützpunkte deutschlandweit https://www.zqp.de/beratung-pflege/#/home.

Wen gibt es in Ihrem sozialen Umfeld?
Ziehen Sie sich nicht mit den Erkrankten zurück. Bleiben Sie mit der Fürsorge und Pflege nicht allein. Bitten Sie Familie, Freundinnen und Freunde sowie Nachbarn um Unterstützung. Die Möglichkeiten der Unterstützung können sehr vielfältig sein: von Besuchen, „Einhüten", Spaziergängen mit dem Betroffenen, Entlastung bei Besorgungen bis hin zu entlastenden Gesprächen. Sollten Sie Mitglied in einer Kirchengemeinde sein, können Sie dort auch nachfragen. Es gibt überall Menschen, die gerne helfen, und es ist keine Schande, um Unterstützung zu bitten. Nehmen Sie die Chancen wahr und sehen Sie die Möglichkeiten als eine zusätzliche Ressource, die Sie als Angehörige nutzen sollten.

Knüpfen Sie für sich ein soziales Netzwerk.

Angehörigengruppen sind ein guter Weg, sich mit der Pflegesituation als Betroffene oder als Angehörige vertraut zu machen. Die regionalen Alzheimer-Gesellschaften bieten Angehörigengruppen an. Die Erfahrungen, wie andere Menschen mit vergleichbaren Belastungen umgehen und zurechtkommen, können sich als hilfreich erweisen. Wichtig finde ich, eine Selbsthilfegruppe zu wählen, die geleitet wird.

Es können Erfahrungen miteinander ausgetauscht und Fragen gestellt werden. Manche Probleme erscheinen vor dem Hintergrund der Erfahrungen anderer in einem neuen Licht.

Die Alzheimer-Gesellschaften bieten auch in Kursen Informationen zu der Erkrankung an.

3.5 Grundsätzliches zu Pflegeleistungen

Pflegeleistungen sind im Sozialgesetzbuch (SGB XI) geregelt. Sie können sowohl den Erkrankten als auch den Angehörigen Hilfe und Erleichterungen bringen.

Damit die Pflegekasse Leistungen für die Pflege erbringt, muss die Pflegebedürftigkeit festgestellt werden. Außerdem müssen die Betroffenen innerhalb der letzten 10 Jahre vor der Antragstellung mindestens 2 Jahre in die Pflegeversicherung eingezahlt haben oder über eine Familienversicherung (Krankenversicherung) versichert gewesen sein.

Definition „Pflegebedürftigkeit"

Pflegebedürftig nach § 14 SGB XI sind Menschen, die gesundheitlich bedingt in ihrer Selbstständigkeit beeinträchtigt sind und deshalb die Hilfe von anderen benötigen sowie körperliche, geistige oder seelische Beeinträchtigungen oder gesundheitlich bedingte Belastungen nicht selbstständig kompensieren oder bewältigen können.

Um Leistungen von der Pflegekasse erhalten zu können, müssen die Beeinträchtigungen dauerhaft, voraussichtlich für mindestens 6 Monate, bestehen. Menschen mit Demenz gehören zu diesem definierten Personenkreis.

Antrags- und Begutachtungsverfahren

Um Pflegeleistungen von der Pflegekasse zu erhalten, müssen diese beantragt werden. Antragsformulare sind bei den Pflegekassen erhältlich. Die zuständige Pflegekasse ist der jeweiligen Krankenkasse angegliedert. Einen Antrag auf Pflegeleistungen können neben den Versicherten auch Familienangehörige, Betreuende oder Bevollmächtigte stellen.

Bevor die Leistungen genehmigt werden können, muss der Medizinische Dienst (MDK) oder ein unabhängiger Gutachter, eine unabhängige Gutachterin die Pflegebedürftigkeit und den Pflegegrad feststellen, denn der Umfang von Pflegeleistungen ist abhängig vom jeweiligen Pflegegrad.

Der MDK bietet dazu ein Faltblatt mit den wichtigsten Informationen zur Pflegebegutachtung in mehreren Sprachen an. Es kann unter www.mdk. de/Versicherte/Pflegebegutachtung heruntergeladen werden.

Beim Ausfüllen dieses Fragebogens lassen Sie sich von einem Pflegestützpunkt unterstützen. Sie kennen sich in der Regel gut damit aus und können Sie bei Unsicherheiten in der Beantwortung zu einzelnen Fragen beraten.

Ein Gutachter bzw. eine Gutachterin erhebt zur Einschätzung des Pflegegrades die Wohn-, Lebens- und Versorgungssituation sowie ärztliche Befunde zu den bestehenden Beeinträchtigungen.

Zum Begutachtungstermin sollten deshalb möglichst alle vorhandenen ärztlichen Unterlagen, wie

- Entlassungsberichte von Krankenhäusern oder Reha-Kliniken,
- Bescheinigungen der Hausärztin oder des Hausarztes, der Neurologin oder des Neurologen,
- vorhandene Gutachten und Atteste,
- Angaben der Angehörigen zu vorhandenen Beeinträchtigungen.

dem Gutachter bzw. der Gutachterin zur Verfügung gestellt werden.

Sinnvoll ist in jedem Fall, dass Angehörige bei diesem Termin anwesend sind. Die Menschen mit Demenz neigen bei diesen öffentlichen Terminen dazu, ihre Schwächen zu kaschieren und zu vertuschen. Darin sind sie wahre Meister und sehr erfinderisch. Häufig geben die Erkrankten aus Scham und verletztem Stolz vor, mehr Dinge im Alltag bewältigen zu können und bagatellisieren vorhandene Defizite. Schwächen sind ihnen unangenehm und sie merken bei diesen Gelegenheiten schmerzlich, dass die Fähigkeiten weniger werden.

Anhand eines Begutachtungsverfahrens ermittelt die Gutachterin bzw. der Gutachter den Grad der Selbstständigkeit in verschiedenen Lebensbereichen. Sobald die Pflegekasse das Gutachten erhalten hat, sendet sie den Antragstellenden einen Leistungsbescheid. Darin wird den Erkrankten ein Pflegegrad anerkannt. Der Bescheid enthält neben dem Pflegegrad auch Angaben zu den genehmigten Leistungen der Pflegeversicherung. Sind die Antragstellenden oder deren Angehörige mit der Entscheidung der Pflegekasse über den Pflegegrad nicht einverstanden, kann innerhalb eines Monats Widerspruch eingelegt werden.

Nach welchen Kriterien wird der Pflegegrad ermittelt?

Zur Feststellung des Pflegegrades wird der Grad der Selbstständigkeit in verschiedenen Lebensbereichen bewertet.

- **Mobilität:** Können die Betroffenen sich innerhalb des Wohnbereichs selbstständig bewegen? Können sie Treppen steigen, sich umsetzen oder auch selbstständig ins Bett gehen und im Bett die Position wechseln?
- **Kognitive und kommunikative Fähigkeiten:** Können die Betroffenen Personen aus dem näheren Umfeld erkennen, sich örtlich und zeitlich

orientieren, Sachverhalte und Informationen verstehen, wiedergeben und darauf reagieren?

- **Psychische Problemlagen:** Haben die Betroffenen Ängste, fällt Antriebslosigkeit auf, ist die Stimmungslage niedergeschlagen, zeigen sie aggressives oder selbstschädigendes Verhalten? Wehren sie pflegerische oder andere unterstützende Maßnahmen ab?
- **Selbstversorgung:** Einen starken Einfluss auf die Beurteilung hat die Selbstversorgung: Können die Betroffenen sich selber an- und ausziehen, selbstständig duschen, baden und auch die Haare waschen? Können sie sich das Essen zubereiten und Getränke eingießen? Und nicht zuletzt, wie steht es um die selbstständige Benutzung einer Toilette oder eines Toilettenstuhls?

Selbstständiger Umgang mit krankheits- oder therapiebedingten Anforderungen: Können die Betroffenen noch selbstständig die eigene Medikation bereitstellen und einnehmen? Wie ist es – wenn nötig – mit Verbandswechsel, der Wundversorgung und Arztbesuchen? Sind Hilfe und Begleitung nötig?

Gestaltung des Alltagslebens und sozialer Kontakte: Können die Betroffenen ihren Tagesablauf noch selbstständig gestalten? Halten sie zu Personen auch außerhalb des direkten Umfelds Kontakt? Und können sie sich Veränderungen anpassen?

In all diesen Lebensbereichen wird erfasst, in welchem Maße die betroffene Person noch selbstständig diese Aufgaben bewältigen kann und wie viel Unterstützung benötigt wird.

Der Gutachter bzw. die Gutachterin gibt im Gutachten gegebenenfalls Empfehlungen zu Präventions- und Rehabilitationsmaßnahmen, welche die Pflegekasse berücksichtigen muss. Hierdurch soll erreicht werden, dass die Pflegebedürftigen in ihrer Selbstständigkeit gezielt gefördert und unterstützt werden.

Wer über die Einstufung nach Pflegegraden mehr nachlesen will, kann sich im Internet genauer informieren. Grundlage für die Einstufung in einen Pflegegrad sind die „Richtlinien des GKV-Spitzenverbandes zur Feststellung der Pflegebedürftigkeit" nach dem SGB XI. Diese können beim Medizinischen Dienst des Spitzenverbandes Bund der Krankenkassen (MDS) unter www.mds-ev.de/Richtlinien/Publikationen/Pflegeversicherung/Pflegebegutachtung-Rechtliche-Grundlagen heruntergeladen oder als Broschüre bestellt werden.

3.6 Leistungen der Pflegeversicherung

Bei den Leistungen der Pflegeversicherung wird unterschieden zwischen häuslicher, teilstationärer und stationärer Pflege.

Leistungen bei häuslicher Pflege: Wie finde ich den passenden Pflegedienst?
Der Pflegedienst sollte möglichst wohnortnah sein und nachweislich Erfahrungen bzw. Qualifikation im Umgang mit Demenz haben. Es gibt keine Pflegedienste, die ausschließlich auf den Umgang mit Demenz spezialisiert sind. Pflegekräfte können sich aber durch Fortbildungen in diesem Themenfeld ausbilden lassen.

Wichtig ist aktivierende Pflege, die einen geregelten Tagesablauf bietet und kognitive und körperliche Fähigkeiten trainiert. Sie kann den Krankheitsverlauf verlangsamen und bestenfalls sogar positive Veränderungen erreichen.

Pflegegeld
Pflegegeld erhalten Pflegebedürftige, die von einer selbst organisierten, nicht professionellen Pflegekraft zu Hause versorgt werden. In der Regel handelt es sich dabei natürlich um nahe Angehörige.

Normalerweise erhalten das Pflegegeld die pflegenden Angehörigen und diese sorgen dafür, dass sie mit dem Pflegegeld die erforderliche Pflege, Betreuung und hauswirtschaftliche Hilfe sicherstellen.

Pflegesachleistung
Pflegesachleistungen sind körperbezogene Pflegemaßnahmen (waschen, duschen etc.), pflegerische Betreuungsmaßnahmen sowie Hilfen (einkaufen, Essen zubereiten, an- und ausziehen, ins Bett bringen etc.), die von ambulanten Pflegediensten in der häuslichen Umgebung erbracht werden. Als Angehörige können Sie mit dem Pflegedienst die Leistungen entsprechend dem Pflegegrad aus einem umfassenden Angebot vereinbaren. Die Höhe der Pflegesachleistungen ist durch den Pflegegrad festgelegt. Der beauftragte Pflegedienst rechnet monatlich direkt mit der Pflegekasse ab.
Beachten Sie bei der Planung von Pflegeleistungen unbedingt die Höhe des Betrages, den die Pflegekasse übernimmt.
Natürlich können Sie zusätzliche Leistungen vereinbaren und **auf eigene Kosten** mit dem Pflegedienst abrechnen.

Kombinationsleistungen

Nehmen die Pflegebedürftigen Sachleistungen nur teilweise in Anspruch, erhalten sie zudem ein anteiliges Pflegegeld. Das können sie dann an die pflegenden Angehörigen weitergeben.

Ersatzpflege (auch „Verhinderungspflege" genannt)

Ist eine Pflegeperson wegen Erholungsurlaub, Krankheit oder aus anderen Gründen an der Pflege gehindert, übernimmt die Pflegekasse die Kosten einer notwendigen Ersatzpflege für längstens 6 Wochen (42 Tage) im Jahr. Voraussetzungen sind, dass die Pflegebedürftigen mindestens den Pflegegrad 2 haben und die Pflegeperson den Pflegebedürftigen bzw. die Pfelegebedürftige vor der erstmaligen Verhinderung mindestens 6 Monate gepflegt hat.

Zu Ersatzpflege können Verwandte, Nachbarn, Alltagsbegleiter und ambulante Pflegedienste herangezogen werden.

Pflegeberatung und -kurse

Jede Person, die einen Antrag auf Leistungen der Pflegeversicherung stellt, hat Anspruch auf eine Pflegeberatung und bekommt dafür einen festen Ansprechpartner vor Ort. Zudem können Angehörige und ehrenamtliche Pflegepersonen eine Beratung und kostenlose Pflegekurse in Anspruch nehmen. Das lohnt sich in jedem Fall. Dort erhalten Sie wertvolle Tipps.

Entlastungsbetrag

Pflegebedürftige aller Pflegegrade bzw. Pflegestufen, die häuslich gepflegt werden, haben einen Anspruch auf einen Entlastungsbetrag von 125 € monatlich. Der Betrag wird als Kostenerstattung für anerkannte Leistungen zur Entlastung pflegender Angehöriger oder zur Förderung der Selbstständigkeit und Selbstbestimmung des Pflegebedürftigen bei der Alltagsgestaltung gewährt. Mit diesem Geld können verschiedene Leistungen abgedeckt werden. Sprechen Sie mit dem Pflegedienst und überlegen Sie gemeinsam, für welche Leistungen dieser Betrag eingesetzt werden soll (Hausputz, Vorlesen, Spaziergänge, Einkäufe etc.).

Er kann nur über den Pflegedienst und nur für von der Pflegekasse anerkannte Dienstleister abgerechnet werden. Ein Problem ist, dass es häufig nicht genug Dienstleister für diese Tätigkeiten gibt. Sprechen Sie unbedingt mit dem Pflegedienst und der Pflegekasse.

Pflegehilfsmittel

Die Pflegeversicherung zahlt Patientinnen und Patienten, die zu Hause gepflegt werden, bestimmte Hilfsmittel oder überlässt sie leihweise, wenn nicht ein anderer Kostenträger (z. B. die Krankenversicherung) vorrangig leistet. Dazu zählen Produkte zur Erleichterung der Pflege, zur Linderung von Beschwerden und solche, die die selbstständige Lebensführung fördern. Die Erstattung ist zum Gebrauch bestimmter Hilfsmittel und Verbrauchsmaterial (z. B. saugende Bettschutzeinlagen) auf 40 € monatlich begrenzt.

Bei den Pflegehilfsmitteln gibt es eine große Auswahl: Stehhilfen, Transferhilfen, Rollator, Rollstuhl, Duschstuhl, Roboter etc. Hier sollten Sie sich **dringend sachkundig beraten lassen bei kompetenten Beratungsstellen zur Wohnberatung für Menschen mit Behinderungen.**

In Hamburg gibt es beispielsweise eine **Beratungsstelle,** in der Sie kompetent beraten werden und auch die ganze Palette der Hilfsmittel direkt in Augenschein nehmen können.

Sanitätshäuser in Ihrer Nähe können Ihnen sicherlich auch weiterhelfen. Bevor Sie ein Hilfsmittel anschaffen, sollten Sie sich unbedingt vorher die Benutzung erklären lassen und selber ausprobieren. Die Vertreter der Sanitätshäuser sind dazu verpflichtet, kommen dazu auch ins Haus und führen die infrage kommenden Hilfsmittel und deren Handhabung vor.

Zuschüsse zur Verbesserung des Wohnumfelds

Maßnahmen zur Verbesserung des individuellen Wohnumfeldes (§ 40 Abs. 4 SGB XI) haben das Ziel, die häusliche Pflege in der Wohnung zu ermöglichen bzw. zu erleichtern, um eine möglichst selbstständige Lebensführung wiederherzustellen. Dazu zählen z. B. der behindertengerechte Umbau einer Dusche, der Einbau eines Treppenlifts, eines Fahrstuhls oder Türverbreiterungen. Die Pflegekasse zahlt maximal 4.000 € je Maßnahme. Unter folgendem Link können Sie einen Katalog möglicher wohnraumverbessernder Maßnahmen einsehen: https://sozialversicherung-kompetent.de/ pflegeversicherung/leistungsrecht-ab-2017/677-wohnumfeldverbesserung. html. Weitere Beratung finden Sie unter: www.barrierefrei-leben.de und http://www.online-wohn-beratung.de.

Erstattung von Stromkosten bei elektrischen Pflegehilfsmitteln

Wussten Sie schon, dass Sie aufgrund eines Urteils des Bundessozialgerichtes aus dem Jahr 1997 Anspruch auf Erstattung Ihrer Stromkosten haben, wenn Ihnen die Krankenkasse aufgrund ärztlicher Verordnung elektrisch betriebene Hilfsmittel zur Verfügung stellt?

Die Urteilsbegründung lautet wie folgt: Der Anspruch auf Versorgung mit einem Hilfsmittel nach § 33 Abs. 1 S. 1 SGB 5 umfasst auch die Versorgung mit der zum Betrieb des Hilfsmittels erforderlichen Energie (BSG,

Az. 3 RK 12/96). Den Musterantrag finden Sie unter: http://www.pflege-durch-angehoerige.de/2014/08/23/krankenkasse-muss-stromkosten-fuer-elektrische-hilfsmittel-bezahlen/.

Eine gute und umfassende Beratung können Sie auch bei den jeweiligen Pflegekassen erhalten.

3.7 Schwerbehinderung

Eine Anerkennung als „schwerbehindert" bietet sowohl einen finanziellen Ausgleich als auch Vergünstigungen in der Mobilität.

Wenn körperliche Funktionen, geistige Fähigkeiten, Sinneswahrnehmung oder die seelische Gesundheit eingeschränkt sind und die Teilhabe am gesellschaftlichen Leben dadurch erschwert ist, spricht man von Behinderungen. Dabei ist egal, wie diese Behinderungen zustande gekommen sind, ob sie auf einer Erkrankung beruhen, nach einem Unfall als Beeinträchtigung geblieben oder aber angeboren sind. Für Menschen mit Behinderungen gibt es bestimmte Hilfen und Unterstützungen. Alle Maßnahmen und Unterstützungen haben das Ziel, **die Selbstbestimmung und die volle gleichberechtigte Teilhabe am Leben und in der Gesellschaft zu fördern und Benachteiligungen zu vermeiden oder auszugleichen**.

Definition „Behinderung"

Grundlage der Definitionen von Behinderungen im SGB IX ist das Behinderungsverständnis der Internationalen Klassifikation der Funktionsfähigkeit, Behinderung und Gesundheit (ICF) der Weltgesundheitsorganisation (WHO). Diese zentrale sozialrechtliche Definition steht in § 2 Abs. 1 SGB IX:

„Menschen mit Behinderungen sind Menschen, die körperliche, seelische, geistige oder Sinnesbeeinträchtigungen haben, die sie in Wechselwirkung mit einstellungs- und umweltbedingten Barrieren an der gleichberechtigten Teilhabe an der Gesellschaft mit hoher Wahrscheinlichkeit länger als sechs Monate hindern können. Eine Beeinträchtigung nach Satz 1 liegt vor, wenn der Körper- und Gesundheitszustand von dem für das Lebensalter typischen Zustand abweicht. Menschen sind von Behinderung bedroht, wenn eine Beeinträchtigung nach Satz 1 zu erwarten ist."

Schwerbehindert nach § 2 Abs. 2 SGB IX sind Menschen mit einem Grad der Behinderung ab 50. Gesetzlich basierte Leistungen und Vergünstigungen erhalten schwerbehinderte Menschen nur, wenn sie ihren Wohnsitz, gewöhnlichen Aufenthalt oder Arbeitsplatz in Deutschland haben.

Um eine Anerkennung als „schwerbehindert" zu bekommen, muss ein Antrag beim jeweils zuständigen Versorgungsamt gestellt werden. Den Antrag kann man sich zuschicken lassen oder aus dem Internet herunterladen unter: www.einfach-teilhaben.de/Schwerbehinderung/SBundAusweis/Antragsformulare

Die Antragstellung

In diesem Antrag wird nach den verschiedenen Diagnosen, behandelnden Ärzten und Krankenhausaufenthalten gefragt. Wichtig ist, sich *vor* Antragstellung mit den behandelnden Ärztinnen und Ärzten kurzzuschließen und sie auf die Antragstellung hinzuweisen. Vor allem sind Kliniken und Ärzte aufzuführen, die am besten über die genannten Gesundheitsstörungen informiert sind. Hilfreich ist immer, die Antragstellung mit dem behandelnden Arzt bzw. der behandelnden Ärztin abzusprechen. Er bzw. sie sollte in den Befundberichten die einzelnen Auswirkungen der Erkrankung (z. B. körperliche Belastbarkeit) detailliert darstellen. Diese Kriterien, nicht allein die Diagnose, entscheiden über den GdB (Grad der Behinderung). Die behandelnden Ärztinnen und Ärzte müssen von ihrer Schweigepflicht gegenüber dem Versorgungsamt entbunden werden.

Dabei ist es wichtig, *alle* Beeinträchtigungen (z. B. Sehfehler) und Begleiterscheinungen anzugeben. Oft hat man sich an langjährige Beeinträchtigungen schon so gewöhnt, dass sie bei Antragstellung unerwähnt bleiben. Hilfreich ist dabei sicherlich, sich einmal die Krankengeschichte der Antragstellenden, in diesem Fall der Angehörigen mit Demenz, zu vergegenwärtigen und zu notieren.

Für die Mitwirkung von ärztlichem Personal und Kliniken sollten Sie die Schweigepflichtentbindung und Einverständniserklärungen ausfüllen, damit das Versorgungsamt bei den angegebenen Stellen Auskünfte einholen kann.

Bereits vorhandene ärztliche Unterlagen können Sie gleich bei Antragstellung mit einreichen, z. B. Krankenhausentlassungsberichte, Reha-Berichte und alle die Behinderung betreffenden Befunde in Kopie. Vergessen Sie nicht, ein Passbild mitzuschicken.

Wenn der schwerbehinderte Mensch nicht in der Lage ist, das Haus zu verlassen, ist es auf Antrag möglich, einen Schwerbehindertenausweis ohne Passbild zu erhalten.

Nach der Feststellung des GdB wird vom Versorgungsamt ein sogenannter Feststellungsbescheid zugeschickt. Ab einem GdB von 50 besteht die Möglichkeit, einen Schwerbehindertenausweis zu bekommen. Bei einer voraussichtlich lebenslangen Behinderung kann der Ausweis unbefristet ausgestellt werden.

Der Grad der Behinderung wird gemäß den versorgungsmedizinischen Grundsätzen ermittelt. Falls es Sie interessiert, können diese unter folgender Adresse aufgefunden werden: www.bmas.de, Suchbegriff K710.

Neu!

Ein GdB kann jetzt auch rückwirkend auf einen früheren Zeitpunkt festgelegt werden, zu dem die Behinderung bereits entstanden ist. Das heißt: Es ist nicht so schlimm, wenn Sie diesen Antrag nicht gleich zu Beginn der Erkrankung gestellt haben.

Zusatzmerkzeichen

Ein Schwerbehindertenausweis kann eine Reihe von Zusatzmerkzeichen haben. Für Menschen mit Demenz sind die folgenden Merkzeichen besonders bedeutsam:

G bedeutet „erheblich beeinträchtigt in der Bewegungsfähigkeit im Straßenverkehr". Dieses Merkzeichen erhält jemand, wenn er eine Wegstrecke von bis zu 2 km nicht ohne erhebliche Schwierigkeiten oder Gefahren gehen kann. Eine Gehbehinderung kann durch verschiedene Leiden und auch durch eine Orientierungsstörung verursacht sein.

aG bedeutet „außerordentlich gehbehindert" Dieses Merkzeichen erhält jemand, der sich nur mit fremder Hilfe oder nur mit großer Anstrengung außerhalb seines Fahrzeuges bewegen kann.

H bedeutet „hilflos" Dieses Merkzeichen erhalten Personen, die für die gewöhnlichen und regelmäßig wiederkehrenden Verrichtungen im täglichen Leben wie An- und Auskleiden, Körperpflege oder Essen in erheblichem Umfang fremde Hilfe benötigen und sich so gut wie gar nicht mehr ohne fremde Hilfe bewegen können – und beispielsweise in ihrem Rollstuhl geschoben werden müssen (Einstufung in Pflegegrad 4).

Nach dem GdB und den Merkzeichen richten sich die Nachteilsausgleiche, die Menschen mit Behinderungen erhalten können. Bei Beeinträchtigungen durch eine mittlere Demenz wird in der Regel ein GdB von 50, also eine Schwerbehinderung, anerkannt. Bei Pflegegrad 4 wird das Merkzeichen H problemlos zuerkannt. Um Beeinträchtigungen durch eine Schwerbehinderung auszugleichen, gibt es sogenannte Nachteilsausgleiche.

Finanzieller Ausgleich

Es gibt Behinderten-Pauschbeträge, die in der Steuererklärung anzugeben sind (Tab. 3.1). Der Behinderten-Pauschbetrag ist ein Jahresbetrag und wird auch dann in voller Höhe gewährt, wenn die Behinderung erst im Laufe des Kalenderjahres eintritt.

Tab. 3.1 Veranlagungszeitraum ab 2021

GdB	Pauschbetrag in €
20	384
30	620
40	860
50	1140
60	1440
70	1780
80	2120
90	2460
100	2840

Für behinderte Menschen, die eines der Merkzeichen H (hilflos), Bl (blind), TBl (taubblind) im Schwerbehindertenausweis oder Pflegegrad 4 oder 5 haben, ist der Pauschbetrag erhöht auf 7400 €.

Es kann sich durchaus lohnen, für Angehörige, die an Demenz leiden, einen Schwerbehindertenausweis zu beantragen.

Es besteht auch die Möglichkeit, anstelle des Pauschbetrages die tatsächlich entstandenen Kosten in Ansatz zu bringen. Wird ein pflegebedürftiger Mensch zu Hause von seinen Angehörigen gepflegt, können diese einen Pflege-Pauschbetrag in ihrer Steuererklärung geltend machen. Dazu lassen Sie sich bitte von Steuerberaterin oder Steuerberater bei der Steuererklärung beraten.

Mobilität

Schwerbehinderte mit den Merkzeichen G und aG erhalten gegen eine Gebühr von 40 € für 6 Monate und 80 € für 12 Monate eine Marke, die zur freien Nutzung des ÖPNV berechtigt.

Im Fernverkehr erhalten sie eine ermäßigte Bahncard und im Flugverkehr sollte man sich 48 h vorher bei der Fluggesellschaft melden und die Beeinträchtigung angeben.

Parkerleichterungen. Es geht nicht, einfach auf einem Behindertenparkplatz zu parken, um einen schwerbehinderten und offensichtlich gehbehinderten Menschen auszuladen. Die Polizei belehrt in einem solchen Fall freundlich und bestimmt, dass dazu ein Parkausweis erforderlich ist. Parkausweise können unter bestimmten Voraussetzungen beantragt werden.

Orange: Merkzeichen **G** berechtigt zum Parken und Überziehen von Parkzeiten beispielsweise im eingeschränkten Halteverbot, auf Anwohnerparkplätzen, im Zonenhalteverbot und in Parkbereichen, in denen Parkzeitbegrenzungen bestehen.

Orange erlaubt auch, an Parkuhren und Parkscheinautomaten ohne Gebühr max. 24 h zu parken.

Blau: gilt über die Berechtigung von Orange hinaus und erlaubt zusätzlich das Parken auf Behindertenparkplätzen. Die Parkausweise können Angehörige nutzen, wenn sie die Behinderten befördern.

Die Anträge für die Parkausweise sind bei der jeweiligen örtlichen Straßenbaubehörde zu stellen (Ratgeber „Behinderungen"; Ratgeber „Nachteilsausgleiche").

3.8   Vollmachten

Zur Sicherheit im weiteren Sinne gehören auch die Vollmachten. Jeder Mensch möchte selbstständig entscheiden, wer sich um die finanziellen Belange kümmern wird und wer künftige Pflege oder Betreuung durchführen und nicht gewünschte ärztliche Behandlungen abwenden soll. Sinnvoll ist auch, rechtzeitig ein Testament zu verfassen. Alle diese wichtigen Regelungen sollten rechtzeitig getroffen werden, um bei Fortschreiten der Erkrankung den Angehörigen hilfreich zur Seite stehen zu können.

Die betreuende Vorsorgevollmacht ist die umfassendste Vollmacht. Sie berechtigt eine Vertrauensperson, nach den Wünschen der Vollmachtgebenden bzw. in deren oder dessen Sinne zu handeln, ab dem Zeitpunkt, an dem die Betroffenen dazu nur noch eingeschränkt fähig sind. Das kann beispielsweise für medizinische Behandlungen, finanzielle Angelegenheiten, Verträge oder auch für den Aufenthalt – beispielsweise in der Klinik, einer Demenz-WG oder anderen Einrichtungen – immer im wohlwollenden Sinne der Vollmachtgebenden gelten. Am besten tauschen Sie sich vor der Formulierung einer Vorsorgevollmacht miteinander aus und bringen die Wünsche und Vorstellungen der Betroffenen in Erfahrung. Für die Betreuung bzw. Verwaltung von Immobilien ist eine notarielle Beglaubigung am sichersten.

Für die finanzielle Vorsorge ist eine Bankvollmacht über den Tod hinaus zwingend notwendig. Dazu muss die Vollmachtgeberin bzw. der Vollmachtgeber persönlich bei der Bank erscheinen. In manchen Fällen kommt vielleicht auch der Bankangestellte ins Haus.

Gibt es keine Vorsorgevollmacht, kann durch ein Amtsgericht eine rechtliche Betreuung bestellt werden. Betreuende können auch Angehörige und Freunde werden. Sonst übernehmen auch Anwältinnen bzw. Anwälte und Betreuungsvereine diese Aufgabe. Die Betroffenen können aber auch selber bestimmen, wen sie gern als rechtliche Betreuung haben möchten, wenn es noch rechtzeitig in voller geistiger Klarheit passiert – daran muss sich das Gericht bei seiner Entscheidung halten.

Patientenverfügung
In der Regel müssen alle Patientinnen und Patienten ärztliche Maßnahmen verstehen und ihnen zustimmen. Für die Situationen, in denen sie das nicht mehr können, ist eine Patientenverfügung wichtig.

Damit können auch künstliche Ernährung, Beatmung oder gar Organ- und Körperspende bestimmt werden. Darüber wird am besten auch innerhalb der Familie beraten, bevor eine Verfügung erstellt wird. Eine Patientenverfügung sollte mit einer Ärztin bzw. einem Arzt erstellt werden. Es gibt bei solch einer Verfügung viele Detailfragen genau zu klären.

Testament
Ein Testament muss handschriftlich verfasst, mit Datum versehen und persönlich unterschrieben werden. Es kann aber auch mit einem Notar aufgesetzt und beim Amtsgericht hinterlegt werden. Auch hier gilt, zeitnah miteinander ins Gespräch zu kommen, um die Wünsche und Vorstellungen der Betroffenen rechtzeitig umsetzen zu können (Deutsche Alzheimer Gesellschaft; Stiftung Warentest).

3.9 Tipps für Angehörige

1. Stärken Sie solange wie möglich die Selbstständigkeit der Menschen mit Demenz, um ihr Selbstwertgefühl zu stärken und die vorhandenen Fähigkeiten zu erhalten. Ermöglichen Sie mit Geduld und Zeit ein aktives Leben und eine Teilhabe am Alltag.
2. Bleiben Sie mit der Pflege nicht allein. Bitten Sie die Familie, Freundinnen und Freunde sowie Nachbarn um Mithilfe. Informieren Sie Nachbarn und Freunde über die Einschränkungen der Betroffenen und werben Sie für Unterstützung und Verständnis.
3. Halten Sie schwierige Situationen nicht alleine aus und suchen Sie sich einen Gesprächspartner, zum einen für die Suche nach organisatorischen oder technischen Lösungen und zum anderen für Ihre Seelennöte und psychische Belastungen.
4. Wenden Sie sich beim Einsatz von Ortungssystemen an das regionale Amtsgericht, um dort die jeweilige Rechtsauffassung zu erfragen (https://www.biva.de/rechtsprechung-zu-ortungssystemen-fuer-demenzkranke/).

5. Lassen Sie sich nicht von den Formalitäten der Antragstellungen für Pflegegrad und Schwerbehinderung abschrecken, sondern lassen Sie sich dabei von den vielen Beratungsstellen kompetent unterstützen.
6. Denken Sie rechtzeitig an das Ausfüllen und Unterschreiben von Vollmachten.

Literatur- und Internethinweise

www.deutsche-alzheimer.de/Menschen mit Demenz/Tipps für den Alltag.

Ratgeber *Behinderungen*, Beta Institut gGmbH, Augsburg www.beta-institut.de.

Sozialrechtliche Informationen rund um das Thema Pflege und Ratgeber zum Download finden Sie unter: www.betanet.de.

Hier finden Sie eine Übersicht der Pflegestützpunkte deutschlandweit https://www.zqp.de/beratung-pflege/#/home. Zugegriffen: 24. Sept. 2020.

www.bundesgesundheitsministerium.de/service/begriffe-von-a-z/p/pflegestuetzpunkte.

Informationen zur Pflegebegutachtung in mehreren Sprachen kann heruntergeladen werden unter www.mdk.de/Versicherte/Pflegebegutachtung.

Zur Einstufung von Pflegegraden: www.mds-ev.de: Richtlinien/Publikationen/Pflegeversicherung/Pflegebegutachtung – Rechtliche Grundlagen.

Versorgungsmedizinische Grundsätze zur Beurteilung einer Schwerbehinderung findet Sie unter: www.bmas.de/service/Medien/publikationen/. Suchbegriff K710. Zugegriffen: 24. Sept. 2020.

Ratgeber *Nachteilsausgleiche*. Landschaftsverband Rheinland LVR-Integrationsamt, Köln- Nachdruck BASFI Hamburg.

www.barrierefrei-leben.de.

www.online-wohn-beratung.de.

www.einfach-teilhaben.de.

www.sozialversicherung-kompetent.de.

https://www.biva.de/rechtsprechung-zu-ortungssystemen-fuer-demenzkranke/.

Rechtsprechung zu Ortungssystemen

Deutsche Alzheimer Gesellschaft: Broschüre: Was kann ich tun?, Vollmachten s. S. 39.

Stiftung Warentest Broschüren: *Das Vorsorge Set* und *Erben und Vererben*.

4

Begleitung ist möglich – günstig wäre ein ganzes Dorf

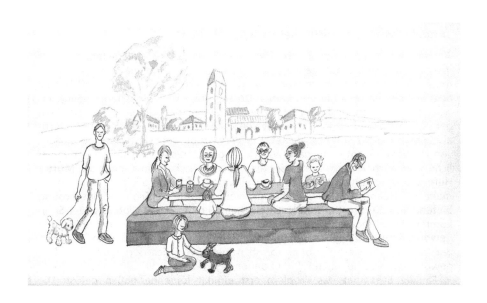

In diesem Kapitel geht es um unterschiedliche Modelle der Unterstützung und Wohnformen für die Menschen mit Demenz, die einen Verbleib im sozialen Umfeld lange ermöglichen. Um vorhandene Fähigkeiten zu erhalten, werden verschiedene Aktivitäten empfohlen, die den Betroffenen anregen und helfen, vorhandene Fähigkeiten zu erhalten. Dabei ist vorrangig die Devise „fordern und fördern" Das bedeutet, den Menschen mit Demenz nichts abzunehmen, was diese Menschen noch selber können. Alles andere hieße, Fähigkeiten abzubauen und Chancen auf Selbstvertrauen wegzunehmen.

4.1   Begleitung ist nötig

„Angela Evers kann nicht mehr alleine bleiben"

Angela Evers will so lange in ihrer Wohnung in einer Wohnanlage leben, wie es irgend geht. Die Einkäufe teilt sie sich ein, sodass sie nur kleine Mengen kaufen muss. Das Laufen fällt ihr immer schwerer. Sie verpflegt sich selbst. Oft hat sie aber auch keinen Hunger und keinen Durst mehr. Als sie eines Tages völlig verwirrt aufgefunden wird, kommt sie dehydriert ins Krankenhaus, weil sie nicht genug getrunken hat. Ihr Sohn lebt 200 km entfernt und ist mit seinem Beruf als Selbstständiger voll ausgelastet. Die Verwirrung geht auch nach der Zufuhr von Flüssigkeit nicht mehr ganz zurück. Angela Evers verliert teilweise die örtliche und auch zeitliche Orientierung. Es stellt sich heraus, dass die Mutter Hilfe und Unterstützung braucht. Vor allem schafft sie es allein zu Hause nicht mehr. Ein Heim ist die einzige Möglichkeit, die auf die Schnelle eine Lösung bieten kann. Kurzfristig findet sich ein Heimplatz in ihrem Wohnort. Der Sohn kommt einmal monatlich zu Besuch. Sie ist dort unglücklich und vermisst ihre gewohnte Umgebung. Es hängt stark von der Einrichtung, dem Konzept, der Leitung und dem Personal ab, ob Angela Evers sich dort nach einer Eingewöhnung wird heimisch fühlen können.

Familie Evers hat das Problem erst einmal folgendermaßen gelöst: Die Tochter ist bei der Mutter eingezogen und wird in der Versorgung der Mutter durch einen Pflegedienst unterstützt. So kann Frau Evers in ihrer gewohnten Umgebung bleiben und Kontakt mit ihren Freunden und Nachbarn halten.

So oder so ähnlich hören sich viele Geschichten von Menschen mit demenzieller Erkrankung an. Das große Ziel sollte immer sein, den betroffenen Menschen in seinem sozialen Umfeld und in seinem Quartier zu belassen, auch dann, wenn plötzlich der Pflege- und Betreuungsaufwand größer wird.

Am besten ein ganzes Dorf

Wie aber kann das gehen? Werfen wir einen Blick zurück: Früher gab es in dörflichen Strukturen ein ganzes Dorf, das sich kümmern und gegenseitig unterstützen konnte. Man half einander: Angehörige, Nachbarn, Freunde, Kirche, Vereine und professionelle Dienste. Da gab es immer etwas zu tun – auch für die Alten. Sie bekamen Aufgaben, die sie verrichten konnten, und haben so einen sinnvollen Beitrag für die Gemeinschaft leisten können. Dieses kurz angerissene Bild wäre für alle Menschen erstrebenswert: Leben in Gemeinschaft und in jeder Lebensphase den Beitrag zur Gemeinschaft leisten, der möglich ist – sei es Gemüse putzen, Kuchen backen, Geschichten erzählen oder auf die Kinder achtgeben. In ländlichen Regionen mag es heute noch so sein. In den Städten jedoch sind auch durch viele gesellschaftliche Veränderungen diese Strukturen verloren gegangen.

Im heutigen Sprachgebrauch könnte das heißen:

Wir brauchen für ein menschengerechtes Leben in einer inklusiven Gesellschaft eine Lebensform, die auch ältere Menschen und Menschen mit Behinderungen einbezieht und ihnen das höchstmögliche Maß an Würde, Selbstbestimmung, Teilhabe und sozialer Zugehörigkeit und Schutz bieten kann.

4.2 Wo gibt es Unterstützung?

Es gibt neben den *Pflegediensten* auch weitere Möglichkeiten der Entlastung und Unterstützung zum Verbleib im eigenen Wohnumfeld.

Die Alltagsbegleiter
In den letzten Jahren ist ein neues Aufgabenfeld und ein neuer Beruf entstanden: die Betreuungskraft und Alltagsbegleitung für Senioren. Das sind Menschen, die eine 6-monatige Qualifizierung durchlaufen haben. Sie bieten sowohl im ambulanten als auch im stationären Bereich ihre Dienstleistungen als feste Kontakt- und Ansprechperson an. Sie helfen bei täglichen Erledigungen, beim Einkaufen, machen kleine Botengänge, begleiten zu Arztbesuchen, unternehmen kleine Spaziergänge und stehen zur Verfügung, um Gespräche zu führen, zuzuhören, vorzulesen und Gesellschaft zu leisten.

Auch der Einsatz von *Haushaltshilfen* kann Entlastung bringen. Der Einsatz von Haushaltshilfen ist eng auf den Haushalt begrenzt. Für die Pflege sind sie nicht zugelassen.

Zum Erhalt vorhandener Fähigkeiten können auch Physio- und Ergotherapeutinnen und -therapeuten hinzugezogen werden. Dazu wird ein Rezept vom Hausarzt benötigt.

Die *Physiotherapeutinnen und -therapeuten* machen Hausbesuche und sind im Wesentlichen für die Mobilisierung der Betroffenen zuständig. Sie üben mit den Menschen mit Demenz, um die Beweglichkeit zu erhalten.

Die *Ergotherapeutinnen und -therapeuten* sind vielseitig in ihren Behandlungsansätzen. Sie arbeiten mit Körper- und Sinneswahrnehmung, Training von Aufmerksamkeit und Konzentrationsfähigkeit, Sprachfähigkeit und beeinflussen Ängste und Verhaltensauffälligkeiten.

Beide Berufsgruppen sind ein zusätzlicher aktivierender Kontakt, der sowohl den Betroffenen als auch den Angehörigen zugutekommt.

Betreuungsgruppen: Stundenweise verbringen Ihre Angehörigen in einer von Fachkräften angeleiteten Gruppe einige Stunden, in denen Anregungen, Gemeinschaft und Entspannung im Vordergrund stehen.

Besuche zu Hause werden vom DRK und kirchlichen Trägern angeboten. Ausgebildete ehrenamtliche Helferinnen und Helfer besuchen Betroffene zu Hause und sorgen für Betreuung und Beschäftigung im gewohnten häuslichen Umfeld.

Bunte Nachmittage oder Tanztees werden vom DRK und anderen Trägern angeboten. Eingeladen sin Angehörige mit Betroffenen zu Kaffee und Kuchen, zum Tanz oder zu kleinen Veranstaltungen und Konzerten.

Erkundigen Sie sich bei den jeweiligen DRK-Kreisverbänden und den Einrichtungen in der direkten Umgebung.

4.3   Was ist zur Aktivierung möglich?

Je mehr Möglichkeiten zur Aktivierung angeboten werden, desto besser auch für den Erhalt der Fähigkeiten und der psychischen Verfassung Ihrer Angehörigen. Aktivitäten tragen dazu bei, den Prozess des Abbaus zu verlangsamen. Die vorhandenen Fähigkeiten werden gefordert, erhalten und Erfolgserlebnisse ermöglicht. Sie stärken das Selbstvertrauen und heben die Stimmung. Hier finden Sie Tipps, die Sie sowohl mit ihren Angehörigen in der Gruppe als auch einzeln nutzen können.

Sorgen Sie dafür, dass Sie als Angehörige bei gemeinsamen Aktivitäten auch selber Spaß, Freude und Genuss empfinden können.

Ihre betroffenen Angehörigen fühlen sich in Ihrer Anwesenheit sicher und Sie können ihnen bestimmt Aktivitäten vorschlagen, die Ihnen beiden Freude machen. Eine freudlose Daueranstrengung halten Sie nicht lange durch.

Musik öffnet das Herz und tut der Seele gut. Im Singkreis können alle dabei sein und mitsingen oder auch nur zuhören. Besonders schön ist, wenn die Leitung des Singkreises beispielsweise die Jahreszeiten, kirchlichen Feste und Wünsche der Teilnehmenden mitaufnehmen kann. Es ist immer wieder erstaunlich, wie viele Lieder und Texte die alten Menschen aus ihrem Gedächtnis hervorzaubern können. Auch Kirchenlieder, alte Schlager und Operettenmelodien werden wieder lebendig. Wer als Angehöriger öfter an einem Singkreis teilnimmt, wird ähnliche Beobachtungen an sich selber machen können. Ein Singkreis ist gleichzeitig eine Gemeinschaft, in ihm können Geburtstage gefeiert und Ständchen gebracht werden und er bietet die Möglichkeit, aneinander Anteil zu nehmen und Kontakte zu pflegen. Gemeinsam singen macht glücklich, stärkt das Selbstwertgefühl und lässt die Defizite für eine Zeit vergessen.

Vielleicht gibt es nach dem Erfolg von Annette Friers Chor für Menschen mit Demenz auch in Ihrer Nähe einen Chor, der Menschen mit Demenz und deren Angehörige aufnimmt.

Die Dokumentation des ZDF von der Arbeit Annette Friers mit ihrem Chor „Unvergesslich – ein Chor für Menschen mit Demenz" hat mit der wissenschaftlichen Begleitforschung gezeigt, dass Singen im Chor im Gehirn aktivierend wirkt und viele positive Auswirkungen auf die Stimmung und die Aktivitäten von Menschen mit Demenz und ihre Angehörigen hat: https://www.zdf.de/dokumentation/unvergesslich-unser-chor-fuer-menschen-mit-demenz (Abruf 04.01.2022).

Gemeinsam musizieren ist ebenfalls eine wunderbare Möglichkeit zur Aktivierung. Musik und Rhythmus erklingen oft auch schon mit ganz einfachen Mitteln. Wenn Sie an Gruppen teilnehmen können, in denen musiziert wird, sind vielfach Menschen dabei, die ein Instrument gespielt haben oder Angehörige haben, die ein Instrument spielen können. Man muss kein Profi auf einem Instrument sein, der Spaß an der Musik reicht völlig aus.

Auch der gemeinsame Besuch von Konzerten ist Balsam für die Seele. Die Variationsbreite für Konzertbesuche ist groß. Von klassischer Musik bis hin zu Chormusik und Kleinkunst wird vieles angeboten.

Es gibt viele Musikerinnen und Musiker und auch kleine Gruppen, die gerne Konzerte auf kleinen Bühnen oder in Einrichtungen geben. Auch hier ist die Wahl der Instrumente unbegrenzt: Vom Akkordeon bis zum Keyboard ist alles möglich. Schön ist immer, wenn die Einrichtung einen eigenen Flügel besitzt, denn es gibt auch Angehörige, die Klavier spielen können und sich gerne an den Flügel setzen.

„*Hörzeit* – Radio wie früher" ist eine CD-Reihe von Radiosendungen im Stil der 50er-Jahre mit verschiedenen Themenschwerpunkten: Kinder, Fußball, Arbeit, Reisen, Jahreszeiten und natürlich Traumhochzeiten. Am Ende jeder CD gibt es Tipps für Angehörige. Sie ist im medhochzwei-Verlag erschienen: www.mwdhochzwei-verlag.de/shop.

Diese Radiosendungen sind so gestaltet, dass sie die Sinne anregen, Lieder einflechten, alte Rezepte berichten und Erinnerungen wachrufen. Es lohnt sich, einmal hineinzuhören. Sie sind wirklich gut gemacht und die Tipps am Ende der Sendungen für die Angehörigen sind hilfreich und anregend.

Spazierfahrten sind eine gute Gelegenheit, gemeinschaftlich das Haus zu verlassen und „kleine Abenteuer" zu erleben. Viele werden sich sicherlich noch an die Sonntagsausflüge mit der Familie erinnern. Es gibt so viele Möglichkeiten, bei denen sich auch Angehörige und Ehrenamtliche beteiligen können. Ein Marktbesuch ist ein Beispiel, falls es im Ort oder im Quartier einen Markt gibt, auf dem Sie das jahreszeitliche Angebot erkunden können.

Ausfahrten und Spaziergänge durch die Natur sind in allen Jahreszeiten mit den unterschiedlichen Färbungen schön. Natur tut der Seele gut und Bewegung an der Luft ist für alle Beteiligten erholsam. Bei der Wahl der Verkehrsmittel kann Kreativität entwickelt werden: zu Fuß gemeinsam mit Rollator und Rollstuhl, Bus- und Kutschfahrten oder auch mit Rikschas.

In vielen Städten gibt es ein Angebot von Rikschafahrern, die angesprochen werden können. In ländlichen Gebieten besteht bestimmt auch die Möglichkeit einer Kutschfahrt. Der Kutscher hat bestimmt einen kleinen Tritt mit ein zwei Trittstufen oder hilft tatkräftig seine Kutsche zu besteigen. Die Wahl der Verkehrsmittel bestimmt den Radius für die Ausfahrt. Nicht zu vergessen: Ausfahrten waren früher mit einer Einkehr verbunden. Für alle, die am Wasser leben, können es gerne auch kleine Bootstouren sein.

Kulturelles Angebot

Besuche von Theater bzw. Oper und Museen sind je nach Stadium im Verlauf der Demenz attraktiv. In Hamburg gibt es beispielsweise ein Angebot für gemeinsame Museumsbesuche von Angehörigen und Menschen mit Demenz in Hamburger Museen.

Es besteht aber auch die Möglichkeit, sich Filme auszuleihen und sie gemeinsam anzuschauen. Für Menschen mit Demenz eignen sich besonders Landschafts- und Naturfilme mit langen Einstellungen. Schnellen Bilderwechseln können sie nicht mehr so gut folgen. Es gibt auch Operetten- und Ballettaufführungen als Film. Diese Filme (DVD) haben den Vorteil, durch die Musik an Erinnerungen anknüpfen zu können.

Kulturcafés mit Lesungen, kleinen Aufführungen und Musik sorgen für einen besonderen Nachmittag.

Gemeinschaft

Zuallererst sollten die Menschen ihren Fähigkeiten entsprechend angesprochen und gefördert werden. Wir wollen mit unseren Tipps Ihren Erfindungsgeist anregen.

Dazu gehört auch das Einbeziehen im täglichen Haushalt. Wichtig sind dabei die Verrichtungen an sich und nicht unbedingt das perfekte Ergebnis. Es geht dabei für die Betroffenen um das Gefühl von Gemeinschaft und vor allem darum, nützlich zu sein. Das erhält vorhandene Fähigkeiten und stärkt das Selbstwertgefühl.

Bewegung in Gemeinschaft sorgt für körperliche und geistige Aktivierung. „Tanzen für Menschen mit und ohne Demenz": Musik, Taktgefühl und Spaß stehen hier im Vordergrund. Dabei ist Tanzen mit und ohne Rollator möglich. Angebote finden sich in Tages- und Begegnungsstätten oder Sportvereinen mit einem inklusiven Angebot.

Kreative Aktivitäten wie Malen und Basteln können Sie gut im Familienkreis mit jahreszeitlichen Basteleien durchführen. Malen ist bei älteren Menschen eher großflächig anzulegen. Nutzen Sie dafür auch kleine Schwämmchen. Sie lassen sich besser greifen als Pinsel. Es kommen wunderbare Bilder dabei heraus.

Pflege im Garten kann zu jeder Jahreszeit angeboten werden.

Kontakte zu umliegenden Kindergärten und Schulen ermöglichen eine gegenseitige Bereicherung. Nehmen Sie Kontakt zu den jeweiligen Leitungen auf und fragen Sie einfach mal nach.

Begegnungsstätten bieten oft viele Möglichkeiten für Angehörige und Betroffene, sich einzubringen, mitzumachen und an Veranstaltungen teilzunehmen.

Sportvereine haben teilweise auch Angebote für Menschen mit Demenz und ihre Angehörigen.

Der Kontakt zur Alzheimer-Gesellschaft lohnt immer, denn dort können Sie auch Hinweise zu örtlichen Gruppen und Aktivitäten bekommen.

4.4   Einrichtungen im Quartier

Tagesstätten

Eine weitere Möglichkeit, den Menschen in seiner gewohnten Umgebung zu belassen und die Angehörigen mit der Pflege und der Alltagsgestaltung zu entlasten, sind die Tagesstätten.

Wie gut, dass es eine Tagesstätte für Else gibt!

Else Winter lebt mit ihrem Mann zusammen. Die beiden sind um die 80 und kennen sich schon eine Ewigkeit. Sie planen bereits die Feier zu ihrer goldenen Hochzeit. Else hat sich verändert und ist dement geworden, mit all den die Partnerschaft belastenden Begleiterscheinungen. Ihre Veränderungen haben zunächst das gute Verhältnis der beiden stark belastet und es kam häufiger zu starken Spannungen zwischen ihnen. Bisher war ihr Zusammenleben von Harmonie geprägt, doch nun leiden beide unter den zunehmenden Spannungen. Else Winter ist nachts unruhig, möchte tagsüber immer alleine raus, erkennt ihren Mann manchmal nicht und hält ihn für einen Fremden und ist häufiger verwirrt und ängstlich. Es wird schnell klar, Claus Winter ist alleine und in seinem Alter überfordert, für seine Else zu sorgen. Glücklicherweise wird in ihrer Nähe eine neue Tagesstätte für Menschen mit Demenz eingerichtet und sie bekommt einen der begehrten Plätze. Nun kehrt etwas Ruhe im Leben der beiden ein. Else Winter wird morgens mit dem Bus abgeholt und am Nachmittag wieder zurückgebracht. Claus Winter erzählt: „Wenn Else morgens abgeholt wird, dann lege ich mich erst einmal hin und schlafe." Danach kann er in aller Ruhe den Haushalt und die Einkäufe erledigen. Else Winter fühlt sich in der Tagesstätte gut aufgehoben und geht dort gerne hin. Sie ist dort mit anderen Menschen zusammen, das gefällt ihr gut und es ist immer etwas los. Es wird gemeinsam gekocht, gebastelt, gesungen, sich bewegt und alle genießen die Gemeinschaft und die Anregungen. Claus Winter hingegen genießt die Zeit des Alleinseins und freut sich, wenn seine Else am Nachmittag vergnügt aus der Tagesstätte kommt. Der Besuch von Else Winter in der Tagesstätte bringt für Claus Winter noch eine weitere Erfahrung, von der er bisher nichts ahnte. Die Tagesstätte veranstaltet regelmäßige Angehörigentreffen. Während Claus Winter das Angehörigentreffen besucht, bekommt Else Winter Besuch von einer Freundin. So ist sie nicht allein und Claus Winter kann ganz beruhigt an diesem Treffen teilnehmen. Hier erfährt Claus Winter, dass er mit all seinen Belastungen nicht alleine ist und dass andere Angehörige Ähnliches erleben und es ihnen genauso geht wie ihm. Er kehrt ganz beseelt und erleichtert nach Hause zurück. Er weiß jetzt, er ist nicht allein.

Dieses Beispiel zeigt, wie bereichernd und gleichzeitig entlastend der Besuch einer Tagesstätte sein kann. Diese Möglichkeit ist sicherlich eine gute Form, die ein gemeinsames Leben mit den eigenen Angehörigen unterstützt und fördert.

Sie finden die Adresse einer nahegelegenen Tagesstätte über den Pflege-stützpunkt in Ihrem Quartier.

Neue wohnortnahe Projekte – SONG-Projekte
Es sind inzwischen zahlreiche Projekte entstanden, die sich an diesen Bedürfnissen – höchstmögliches Maß an Selbstbestimmung und Teil-habe – orientieren. Sie haben sich zusammengeschlossen zu einem Netz-werk: SONG = Soziales neu gestalten (www.netzwerk-song.de). SONG ist ein Netzwerk mit verschiedenen Partnern, dazu gehören die Heimstiftung aus Bremen, Bank für Gemeinwirtschaft, Evangelische Heimstiftung, Paul Gerhardt Diakonie gAG, Evangelisches Johannesstift Altenhilfe gGmbH, Evangelisches Johanniswerk gGmbH, Franziskanerbrüder vom Heiligen Kreuz e. V., Kuratorium Deutsche Altenhilfe, Samariterstiftung, Sozialwerk St. Georg, Stiftung Liebenau und die Stiftung Pfennigparade.

Das Ziel vom SONG-Netzwerk ist, für ältere Menschen die erforderliche Wohn- und Dienstleistungsstruktur zu schaffen, damit sie dauerhaft in ihrer gewohnten Umgebung bis zum Ende leben können.

Das bedeutet für ein Wohnquartier:

- ausreichend barrierefreie Wohnungen,
- Raum für Begegnungsmöglichkeiten der Bewohnerinnen und Bewohner,
- Raum für gemeinsame Aktivitäten fördern,
- gemeinsam miteinander leben und füreinander im Quartier sorgen,
- ein soziales Netz schaffen im Verbund mit bedarfsorientierten pro-fessionellen Pflegeleistungen,
- Hilfebedarf organisieren durch individuelle Unterstützungsnetzwerke und professionelle Dienstleister.

Einige Ansätze aus dem SONG-Netzwerk sollen an dieser Stelle beschrieben werden:

In Bremen gibt es ein großes Projekt unter dem Dach der Bremer Heim-stiftung, den Ellener Hof. Hier entsteht ein neues inklusives Quartier mit 500 Wohnungen. Dort hat man sich beispielsweise überlegt, wie Strukturen geschaffen werden können, in denen sich auch Menschen mit Demenz zurechtfinden können, ohne verloren zu gehen.

In München ist die Volkshochschule in eine Wohnanlage für alte und behinderte Menschen eingezogen, verbunden mit Kulturangeboten, Therapie und Beratung, Café und einer Bücherkiste.

Es muss nicht gleich die Gründung eines neuen Quartiers sein. Es gibt auch verschiedene Ansätze, ein Pflegeheim zu einem Zentrum im Stadtteil werden zu lassen: mit der Kooperation mit einer Kindertagesstätte, einem Café oder Serviceeinrichtungen wie Friseur oder Physiotherapie.

Die Anfänge in Pfullingen machte PAULA = Pfullingens Alltags-Unterstützung für ein Leben im Alter und mit Behinderungen mit einem von den Bürgerinnen und Bürgern organisierten Besuchsdienst. Später kamen weitere Angebote für Begegnung hinzu.

(aus „Neu denken, mutig handeln" gemeinsame Position des SONG 2018, 88074 Meckenbeuren www.netzwerk-song.de)

Zentral für alle SONG-Projekte ist die Vernetzung und Kooperation von Dienstleistern, Bildungsträgern, Pflege, Ehrenamtlichen sowie die Überwindung des Zuständigkeitsdenkens und der Konkurrenz untereinander.

Demenz-Wohngruppen
Auch außerhalb des Netzwerkes SONG tut sich vieles in Deutschland.

So hat beispielsweise die Gemeinde Ortenberg (Baden-Württemberg) mitten im Ort eine WG mit zwölf Plätzen eingerichtet mit dem Ziel, dass ihre Bewohnerinnen und Bewohner im Ort bleiben und betreut werden können.

In Himmelpforten im Alten Land (Niedersachsen) gibt es eine ambulante Demenz-WG, deren Betreuung und Versorgung auf mehreren Säulen steht. Der Alltag wird von Haupt- und Ehrenamtlichen organisiert. Die Bewohnerinnen und Bewohner werden von ihren Angehörigen und einem Pflegedienst betreut und gepflegt. Alle in der WG Tätigen haben eine Qualifizierung als Sterbebegleitung absolviert. Die Bewohnerinnen und Bewohner können so bis zu ihrem Tod in der WG in Gemeinschaft leben.

An dieser Stelle können inzwischen noch zahlreiche Beispiele folgen. Möglicherweise gibt es auch eine WG ganz in Ihrer Nähe. Hinweise finden Sie am Ende des Kapitels.

Es gibt viele verschiedene Konzepte für WGs. Den Konzepten ist gemeinsam, dass die Gruppe im Vordergrund steht und das Leben sich vor allen Dingen an den Bedürfnissen der Bewohnerinnen und Bewohner innerhalb des Tagesablaufs orientiert. Der Tagesablauf wird von den Menschen mit Demenz als anregend und angstreduzierend erlebt. Wichtig für solch ein Konzept sind „Präsenzkräfte", die den Tagesablauf organisieren – und zwar orientiert am eigenen Haushalt, wie ihn die Bewohnerinnen und Bewohner kennen und früher selber auch gestaltet haben.

Dazu gehört die Mitwirkung bei allen anfallenden alltäglichen Verrichtungen wie Essen zubereiten mit allen dazugehörigen Arbeiten, Wäsche waschen, zusammenlegen, trocknen, bügeln, Blumen und Garten pflegen, die Haustiere versorgen, Hausputz etc.

Das Ziel bei der Beteiligung am Haushalt ist, die vorhandenen Restkompetenzen zu nutzen und wachzuhalten.

> **Tipp**
>
> Wer sich das Leben in einer Demenz-WG genauer vorstellen möchte, kann sich im Internet auf YouTube den Film von Burkhard Plemper anschauen.
>
> **Ein Film über das Leben in einer Demenz-WG**
> Der Hamburger Journalist Burkhard Plemper hat einen Film in zwei Demenz-WGs in Hamburg gedreht. Ein Auszug aus der Ankündigung zu dem 15-minütigen Film zeigt schon anschaulich, wie es sich dort lebt:
> „Man gibt hier keinen einfach ab". Wohngemeinschaften für Menschen mit Demenz
> … aus der Ankündigung …
> Kaffeeduft zieht durch den großen Wohnraum mit Küche und Esstisch, kurz vor acht. Allmählich kommen die Bewohnerinnen und Bewohner aus ihren Zimmern. Jeder kann schlafen, solange er will, steht aber irgendwann auf, um am Gemeinschaftsleben teilzuhaben: Einkaufen auf dem Markt, Möhren schneiden für die Gemüsesuppe, Wäsche zusammenlegen, Teller abwaschen. Sie verbringen ihren Alltag miteinander, unterstützt durch Pflegekräfte und Begleiter.
> Das haben ihre Angehörigen so beschlossen. Sie haben die Wohnung gemietet und den Pflegedienst ausgesucht, treffen sich einmal im Monat und entscheiden, was zu tun ist. Sie prüfen die Haushaltskasse und planen den nächsten Ausflug, beauftragen den Handwerker für die Renovierung und lassen sich vor allem von den Pflegekräften aus dem Alltag berichten. Das kostet Zeit. Sie haben es so gewollt, um Menschen mit Demenz in ihrer Familie oder ihrem Freundeskreis etwas anderes zu bieten als die klassische stationäre Unterbringung.
> Der Film zeigt das Leben in den Hamburger Wohngemeinschaften Bärenhof und Pauline-Mariannen-Stift, zeigt, wie acht bis zehn Bewohnerinnen und Bewohner ihren Alltag mit dem festen Betreuungs- und Pflegeteam verbringen und welche Aufgaben die Angehörigen übernehmen.
> (https://www.plemper-hamburg.de/filme/film-%C3%BCber-demenz-wgs/ Abruf 25.9.2020).
> Anschauen kann man den Film unter https://www.pflege-wgs-hamburg.de/ index.php/film-ueber-wohngemeinschaften-fuer-menschen-mit-demenz.html (Abruf 25.9.2020).

Es gibt vier unterschiedliche Konzepte für Demenz-WGs

Jene, die *an ein Pflegeheim angegliedert* sind: kleine teilstationäre Einheiten mit familienähnlichem Charakter. Sie versorgen sich weitreichend selbst. Die Küche und die Selbstversorgung sind die Herzstücke des Gemeinschaftslebens.

WGs, die *unter dem Dach eines Pflegeheims* entstanden sind, aber *ausgegliedert* im normalen Umfeld im Wohngebiet leben. Die pflegerische Versorgung erfolgt unter dem Dach des Mutterhauses.

Ambulante WGs mit einer gemeinschaftlichen Haushälterin. Die Pflege erfolgt durch einen Pflegedienst von außen.

Ambulante WG mit der Versorgung durch Pflegedienste. Der gesamte Pflegebedarf aller Bewohner wird in einen Topf geschmissen und von dem Geld wird ein Pflegedienst organisiert. Gemeinsam können auch Friseur, Fußpflege, Musiktherapie, Physiotherapie finanziert werden. Dieses Modell lohnt sich für alle Beteiligten. Die Bewohnerinnen und Bewohner haben einen eigenen Mietvertrag in der WG und werden gemeinschaftlich durch einen Pflegedienst betreut. Diese Form von WG hat in der Regel 6–7 Bewohnerinnen und Bewohnern, die zusammenleben.

Für eine WG-Unterbringung dieser Art müssen folgende Kosten getragen werden:

- Miete für das WG-Zimmer mit einem Anteil für die Gemeinschaftsräume
- Haushaltskasse
- Pflege je nach Pflegegrad und Anzahl der Bewohnerinnen und Bewohner
- Betreuungskosten

Durch Eigenleistung von Angehörigen und Ehrenamtlichen lassen sich Kosten reduzieren.

Angehörige und Ehrenamtliche sind in das WG-Leben einbezogen.

Ambulant betreute WGs für Menschen mit Demenz brauchen die Mitwirkung und Unterstützung von engagierten Angehörigen und gesetzlichen Betreuerinnen und Betreuern

Die Demenz-WGs bieten viele Vorteile: Es sind meist kleine Gruppen, für die Pflegenden gibt es einen günstigen Personalschlüssel, der in jedem Fall günstiger ist als in einem Heim, und dies macht die Arbeit wieder für Fachkräfte attraktiv. Die individuellen Bedürfnisse der Bewohnerinnen und Bewohner können weitaus stärker berücksichtigt werden, als das in einem Heim möglich wäre.

Besonders schön ist, wenn in diesen WGs auch Tiere leben und versorgt werden müssen. Das Leben mit Tieren hat für Menschen mit Demenz eine belebende und aktivierende Wirkung

Erfahrene Unterstützer für diese Wohnformen sind die regionalen Alzheimer-Gesellschaften und die „Freunde alter Menschen" mit Niederlassungen in Berlin und Hamburg, www.famev.de.

Ich will mit dieser Beschreibung alternativer Ansätze und Wohnformen, die sich hoffentlich in den kommenden Jahren weiter mehren, Mut machen, sich nach Möglichkeiten umzuschauen, die betroffene Angehörige im gewohnten Umfeld belassen könnten, ohne sie in fremdes Revier zu verpflanzen.

Allen diesen Ansätzen ist gemeinsam, dass sie sich wegentwickeln von trägergestützten Angeboten hin zu nutzerorientierten Wohnformen.

Demenzdörfer in Deutschland

Die Stiftung Tönebön bei Hameln hat ihr Heimkonzept für Menschen mit Demenz erweitert. Hier leben auf dem Gelände Menschen mit Demenz wie in einer dörflichen Gemeinschaft in sechs Villen in individuell gestalteten Zimmern mit Supermarkt, Café und Friseur. Die Einrichtung ist nicht in eine bestehende dörfliche Gemeinschaft eingegliedert. Übernommen wurde die Idee, demenzkranke Menschen in einer dörflichen Gemeinschaft zu betreuen, aus den Niederlanden. Inzwischen gibt es weitere Demenzdörfer in Deutschland. Die Kosten für die Pflege und Unterbringung ähneln denen eines normalen Pflegeheims. Der Tagesablauf ähnelt eher dem Leben in einer WG. Einen guten Einblick bekommen Sie durch die ZDF-Reportage *Dorf des Vergessens* (https://www.zdf.de/dokumentation/37-grad/dorf-des-vergessens-selbstbestimmt-leben-mit-demenz-100.html).

4.5 Wo bekomme ich das ganze Dorf für die Begleitung her?

Aus diesen am Sozialraum orientierten Konzepten, die auf Selbstbestimmung, Teilhabe und sozialen Schutz großen Wert legen, können wir für die Suche nach dem Dorf in unserer Nähe Anregungen mitnehmen.

Schauen Sie sich um nach anderen Angehörigen, Freunden, Bekannten, Nachbarn, Arbeitskollegen, in der Kirchengemeinde, bei Vereinen, bei Parteien, Ehrenamtlichen, Tagespflege, Selbsthilfegruppen, Pflegediensten, Haushaltshilfen, Angeboten von Bildungsträgern in der Region, Sportvereinen, Kreisverbänden des Deutschen Roten Kreuzes etc.

Es gibt viele Menschen und Organisationen, die bereit sind, mitzuhelfen und ein Leben in gewohnter Umgebung zu unterstützen. Ein häuslicher Besuchsdienst bringt Zeit, Freude, Ideen für Freizeitgestaltung und Abwechslung mit. Wichtig ist nur, den Bedarf an Unterstützung zu formulieren und bei den unterschiedlichen Partnerinnen und Partnern anzumelden.

Informationen über spezielle Angebote und Wohnformen in Ihrer Region erhalten Sie in Ihrer Gemeinde, der regionalen Alzheimer-Gesellschaft und den Pflegestützpunkten.

Ein kleines Dorf

In den SONG-Projekten können wir auch noch einen anderen wichtigen Ansatz finden. Sinnvoll wäre es, sich im Grunde genommen in allen Lebensphasen sozial einzubringen und zu engagieren und nicht erst, wenn ein pflegebedürftiger alter Mensch Versorgung und Pflege braucht. Es gibt so viele Möglichkeiten, sich schon mit kleinen Dingen nützlich zu machen: Pakete annehmen, die Blumen während des Urlaubs gießen, Einkäufe die Treppe hochtragen und auch mal Kinder hüten: „Danke, dass du heute so gut auf mich aufgepasst hast" sagte ein kleiner 4-jähriger Junge aus der Nachbarschaft. Ein anderes Mal stand er vor der Tür mit in die Hüften gestützten Armen: „Ich muss mal mit dir reden." „Hast du Schwierigkeiten mit deinen Eltern?" „Ja." „Na dann, komm rein."

Solche kleinen Szenen können sich auch in städtischer Nachbarschaft entwickeln.

Das bedeutet aber, wieder mehr den Blick zu weiten und wahrzunehmen, was mit den Menschen – unseren Nachbarn – um uns herum geschieht und sich zu beteiligen.

Dann ist es auch möglich, sich in seinem Quartier zu vernetzen und einen kleinen sozialen Kosmos – ein kleines Dorf – zu erschaffen.

4.6 Welche Unterstützung gibt es?

Bei der Suche nach möglicher Unterstützung sollten Sie sich Zeit nehmen und in Ruhe darüber nachdenken, denn oft ist das soziale Netzwerk viel größer als sie denken.

Wer gehört zu Ihrem sozialen Netzwerk? Das Netzwerk lässt sich in immer größer werdenden konzentrischen Kreisen darstellen. Ganz innen der engste Kreis: Partnerinnen bzw. Partner, Familie, dann folgen Freunde, Bekannte, Nachbarn, Kollegen, Ärzte, Berater, Dienstleister wie Friseur etc., Mitarbeiter aus der Gemeinde.

Arbeitsplatz/Betrieb: Viele Betriebe bieten inzwischen über eigene betriebliche Sozialarbeit oder über Dienstleister (EAP-Programme) Mitarbeitendenberatung und auch Pflegeberatung an. Bei denen können Sie Unterstützung nachfragen. Die Mitarbeiterinnen und Mitarbeiter dieser Dienste bieten auch Entlastung bei der Suche nach geeigneter Pflege und nach Heimplätzen an. Fragen Sie unbedingt auch nach Plätzen in Demenz-WGs.

Fragen Sie im Betrieb nach, ob es in Ihrem Betrieb solche Ansprechpersonen gibt.

Sprechen Sie mit Ihren Kolleginnen und Kollegen. Es sollte zur Normalität werden, miteinander zu sprechen, wenn es um Pflege von Angehörigen geht. Sprechen Sie offen über Ihre Erlebnisse und Sorgen und Sie werden feststellen, fast jeder, den Sie ansprechen, hat schon selber Erfahrungen gesammelt oder davon gehört. Sie werden mehr und mehr feststellen, dass es eine große Anzahl von Menschen gibt, die ähnliche Fragen und Sorgen haben. Möglicherweise bekommen Sie sogar Hinweise und Tipps, die Ihnen weiterhelfen.

4.7 Tipps für Angehörige

1. Verteilen Sie die Begleitung Ihres Angehörigen auf mehrere Schultern. Beziehen Sie den Pflegedienst, eine Haushaltshilfe, Alltagsbegleitung und das enge soziale Umfeld mit ein.
2. Suchen Sie Aktivitäten aus, die Ihnen beiden Freude bereiten.
3. Auch andere therapeutische Berufe wie Physiotherapeutinnen bzw. -therapeuten, Logopädinnen bzw. Logopäden und Ergotherapeutinnen bzw. -therapeuten können mit einer aktivierenden Behandlung eine längere Selbstständigkeit unterstützen.
4. Fragen Sie den nächstliegenden Pflegestützpunkt nach Tagesstätten und Alltagsbegleitung.
5. Recherchieren Sie, ob es auch in Ihrer Nähe Projekte für wohnortnahe Lebensräume für Menschen mit Demenz gibt. Tipps und Adressen gibt es bei den Alzheimer-Gesellschaften und den Pflegestützpunkten.

Literatur- und Internethinweise

www.netzwerk-song.de (aus „Neu denken, mutig handeln" gemeinsame Position des SONG 2018, 88074 Meckenbeuren www.netzwerk-song.de).

www.famev.de Freunde alter Menschen.

Der Film über das Leben in einer Demenz-WG: https://www.pflege-wgs-hamburg.de/index.php/film-ueber-wohngemeinschaften-fuer-menschen-mit-demenz.html (Abruf 25.09.2020).

Der Film über das Demenz Dorf bei Hameln: https://www.zdf.de/
dokumentation/37-grad/dorf-des-vergessens-selbstbestimmt-leben-mit-
demenz-100.html.

Ein Chor für Menschen mit Demenz und ihre Angehörigen: https://www.zdf.de/
dokumentation/unvergesslich-unser-chor-fuer-menschen-mit-demenz.

Informationen des BMSF zu Demenz-WGs: https://www.bmfsfj.de/blob/94866/00
15041a002027e2ff5a9b77769f2ecc/prm-23994-broschure-ambulant-betreute---
-data.pdf.

www.diealltagsbegleiter.de bieten ihre Dienste im Bereich Nordrhein-Westphalen,
Rheinland-Pfalz und Baden-Württemberg an als Partner für gemeinsame Aktivi-
täten, Gesprächspartner, Hilfe bei täglichen Erledigungen, im Haushalt und
Hilfe rund ums Haus an.

5

Haltung – Verhalten – Kommunikation

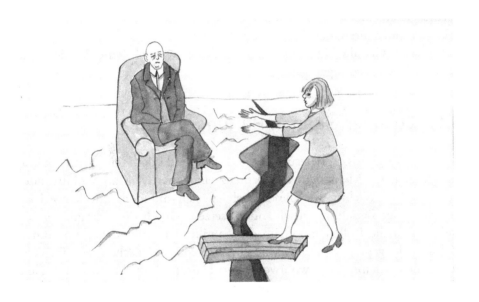

I. Riechert, *Was kommt bei Demenz auf uns zu?*,
https://doi.org/10.1007/978-3-662-62850-8_5

„Da mein Vater nicht mehr über die Brücke in meine Welt gelangen kann, muss ich hinüber zu ihm" (Geiger, 2017, S. 11)

Dieser Satz von Arno Geiger beschreibt genau die Aufgaben, die an Angehörige und Pflegende bei fortschreitender Erkrankung gestellt werden. In diesem Kapitel geht es um die verschiedenen Methoden, eine Brücke zu bauen und Wege hinüber zu finden.

Welche innere Haltung begünstigt einen guten Umgang mit Menschen mit Demenz?

Demenz ist eine tiefe Verunsicherung der Menschen darüber, wer sie sind und wo sie sind.

Man muss als Angehörige von Beginn an mit großen Herausforderungen rechnen: Es können komische, merkwürdige Dinge passieren – da nützt es nichts, sich zu ärgern, zornig zu werden und sich an den Betroffenen abzureagieren. Sie werden es nicht verstehen, aber sie fühlen sich verletzt, gekränkt und spüren, dass Sie sie gerade verlassen.

Da sind Geduld, Langmut und Kreativität, auch eine Vorliebe für ungewöhnliche Lösungen gefragt.

5.1   Zu einer eigenen Haltung finden

Wir als Angehörige, Betreuende und Pflegende können einen Beitrag dazu leisten, für Menschen mit Demenz ein hohes Maß an Wohlbefinden zu erreichen. Wichtig für dieses Ziel ist, sich mit dem „Rollenwechsel" innerhalb der Beziehung auseinanderzusetzen. Durch die Erkrankung verändern sich die Rollen innerhalb der Familie. Uns hilft dabei eine innere Haltung, die geprägt ist durch Menschenliebe oder Menschenfreundlichkeit. So können wir mit einer wohlwollenden Haltung Respekt, Achtung, Neugier und Interesse am Gegenüber aufbringen und dem Menschen mit Demenz mit Wertschätzung seiner Würde und Autonomie begegnen. Eine Orientierung bieten das Modell der Maslowschen Bedürfnishierarchie und die Integrative Validation.

Das hört sich anspruchsvoll an und das ist es auch. Zum Einstieg in dieses Thema möchte ich Sie zu einem Gedankenexperiment einladen.

Es kann hilfreich sein, sich einmal in die Situation des Betroffenen hineinzuversetzen.

Übung

Versuchen Sie, sich in die Situation Ihres bzw. Ihrer Angehörigen einzufühlen. Stellen Sie sich vor, Sie wären gerade der bzw. die Betroffene und litten unter Demenz. Nehmen Sie ruhig einmal die entsprechende Körperhaltung ein und stellen sich vor, Ihr Gedächtnis, Ihr Sprachvermögen und die Möglichkeiten, sich auszudrücken gingen Ihnen verloren. Sie sind verunsichert, und die Veränderungen machen Ihnen Angst. Wie fühlt es sich an für Sie? Was wünschen Sie sich in dieser Situation von Ihren Angehörigen?

Haben Sie die Verunsicherung und die Ängstlichkeit gespürt?

Übung

Stellen Sie sich vor, Sie waren bisher ein aktiver am Leben interessierter Mensch und haben Ihr Leben bisher selbstbestimmt geführt. Sie hatten einen Beruf und eine Familie, für die Sie sich engagiert haben.

Nun merken Sie, wie Ihr Gedächtnis Sie langsam mehr und mehr im Stich lässt. Anfangs können Sie es noch ausgleichen. Dennoch merken Sie, wie Ihr selbstbestimmtes Leben Ihnen langsam entgleitet. Ihnen geht die räumliche und zeitliche Orientierung verloren. Hinzu kommen auch die Veränderungen des Alterns: Sie sehen nicht mehr so gut und werden langsam schwerhörig.

Wie fühlt sich das an?

Was wünschen Sie sich in dieser Position von Ihren Angehörigen?

Nach diesen beiden kleinen Übungen wollen wir uns mit den oben genannten Konzepten beschäftigen. Sie können eine Orientierung für den Umgang mit den Menschen mit Demenz geben.

5.1.1 Die Maslowsche Bedürfnishierarchie

Leitend für unser Handeln sollte es sein, dem betroffenen Menschen ein größtmögliches Wohlbefinden zu ermöglichen. Ein hilfreiches Modell, das uns auch Handlungsmöglichkeiten bietet, ist die Maslowsche Bedürfnishierarchie.

Es handelt sich um ein Modell des US-Amerikaners Abraham Maslow (1909–1970). Es hat auf vereinfachende Art und Weise menschliche Bedürfnisse und Motivationen beschrieben (Wikipedia, Abruf 13.07.2020). Diese Bedürfnisse sind in den unterschiedlichen Lebensphasen von unterschiedlicher Bedeutung und wir schauen uns an, wie sich die Situation für Menschen mit Demenz darstellt.

Die Basis bilden die *körperlichen Bedürfnisse:* Nahrung, Wärme, Essen, Trinken, gute Ernährung, Nährstoffe, warme Kleidung. Viele ältere Menschen bewegen sich nicht mehr viel und deshalb ist es besonders wichtig, auf eine angenehme Raumtemperatur und Bekleidung zu achten. Andere bewegen sich besonders viel – auch bei ihnen ist darauf zu achten, dass sie genügend Energie und Flüssigkeit aufnehmen können (vgl. Kap. 7: Ernährung).

Als Nächstes folgen die *Sicherheitsbedürfnisse:* Schutz, Geborgenheit, Ordnung. Jeder Mensch hat ein Grundbedürfnis nach Geborgenheit und Sicherheit.

Dieses Bedürfnis ist bei Menschen mit Demenz besonders groß, da durch die Demenz eine große Verunsicherung einsetzt. Bei der Erfüllung dieser Bedürfnisse hilft uns das Leibgedächtnis (vgl. Kap. 1). Wir können eine Umgebung schaffen, die Geborgenheit vermittelt. Das Leibgedächtnis kann durch eine Umgebung angeregt werden, die durch gewohnte, vertraute Gegenstände ein Wiedererkennen ermöglicht. Das sind gemütliche helle Räume und möglichst eigene Möbel und Bilder im Zimmer. Wiederkehrende Gewohnheiten und Rituale geben Sicherheit. Helfen können Rituale wie Feste im Jahresrhythmus, auch Dekorationen passend zur Jahreszeit können wichtig sein für eine Wohlfühlatmosphäre. Nicht vergessen werden sollen Farben, Geräusche und Gerüche. Farben sollten möglichst hell und freundlich sein und kräftige Farben können zur Orientierung an den Türen oder in den Räumen eingesetzt werden. Das Klappern von Geschirr oder der Duft von Kaffee haben ganz sicherlich immer einen Wiedererkennungswert.

Die Bedeutung von Farben soll diese kleine Fallgeschichte illustrieren.

„Da bei den weißen Kugeln müssen wir rein"

Irmgard Bär lebt schon seit vielen Jahren in einer Senioreneinrichtung. So lange es geht, nimmt sie am kulturellen Leben teil und geht mit ihrer Tochter ins Theater, in Ausstellungen oder in die Oper. Dort haben die beiden ein Abonnement. Sie genießt die Abende auch noch, als sie zunehmend dement wird. Um ins Theater oder in die Oper zu kommen nutzt sie ein Taxi, das sie hinbringt und wieder abholt. Den langen Weg in die Stadt erkennt sie nicht mehr wieder, obwohl sie die Strecken unzählige Male gefahren ist. Auf dem Heimweg aber weiß sie genau, wohin sie den Taxifahrer dirigieren muss. Zwei große weiße kugelförmige Lampen beleuchten die Einfahrt des Hauses. Dann sagt sie immer: „Da bei den weißen Kugeln müssen wir rein."

Sehr wichtig sind *soziale Bedürfnisse:* Zuneigung, Freundschaft, Beziehungen, Wertschätzung.

Wir sind soziale Wesen und das Bedürfnis nach Bindung, Liebe, Zuneigung und Gemeinschaft bleibt ein Leben lang bestehen. Wir haben eine fortwährende Sehnsucht nach geglückten guten Bindungen und Beziehungen. Auch dann, wenn die Menschen mit Demenz es nicht immer zeigen und ausdrücken können oder so aussehen, als hätten sie sich innerlich zurückgezogen: Stabile Bindungen und Zuneigung sind für sie lebenswichtig. Und sie sehnen sich noch immer danach.

Um Zuneigung zu zeigen, werden Zärtlichkeit und Berührung immer bedeutender werden – je mehr die Fähigkeit zu sprechen abnimmt (vgl. Kap. 8).

Die Aufgabe von Betreuenden ist, einen wertschätzenden Umgang, Beziehungen zu Familienmitgliedern, alten Freunden und Bekannten, so lange es geht zu pflegen und Gemeinschaft wie gemeinsame kleine Feiern wie Geburtstage, die Feste im Jahresablauf, Jubiläen, Hochzeitstage und auch Mahlzeiten oder andere gemütliche Runden zu ermöglichen.

Die nächste Stufe in der Pyramide bilden die *Individualbedürfnisse:* der Wunsch nach Wertschätzung, Achtung, Anerkennung.

Dieses Grundbedürfnis ist bedeutsam und auch hier sollte immer im täglichen Umgang an Wertschätzung und Anerkennung für die Betroffenen gedacht werden. Zeigt ein Mensch Traurigkeit, ist wichtig, diese auch anzuerkennen und wertzuschätzen, dass es auch schwierige Situationen und Leid im Leben gab.

„Ist doch nicht so schlimm", wollten wir schon als Kind nicht hören. Möglichkeiten für Anerkennung und Achtung gibt es im alltäglichen Umgang. Aus der Lebensgeschichte erfahren wir etwas über die Lebensleistung, frühere Erfahrungen, Interessen, Begabungen, frühere berufliche Aufgaben und die Bedeutung für andere Menschen. Hier bieten sich Möglichkeiten, anzuknüpfen und Anerkennung und Wertschätzung auszudrücken. Auch kleine Komplimente und eine aufmerksame Wahrnehmung des Gegenübers sind Bestandteil von wertschätzendem Umgang. Dazu gehört es auch, Fähigkeiten so lange zu unterstützen und abzufordern, so lange es der Mensch mit Demenz leisten kann.

„Ich war im Garten"

Grete Martens lebt in einer Pflegeeinrichtung und sitzt im Rollstuhl. Sie wirkt oft innerlich zurückgezogen und spricht nicht mehr viel. Sie bewohnt ein großzügiges Zimmer mit einer großen Terrasse, auf der die Tochter große Blumenkübel bepflanzt hat. Bei den Besuchen der Mutter im Pflegeheim fallen der Tochter immer wieder schwarze Ränder unter den Fingernägeln auf. Auf die Frage, woher denn diese schwarzen Ränder unter den Nägeln stammen, sagt die Mutter: „Ich war im Garten." Sie hat früher mit der Familie in einem Einfamilienhaus gelebt und einen großen Garten bewirtschaftet. „Ja, Gartenarbeit hast du ja immer gerne gemacht und der Garten sah immer gepflegt aus." „Ja", sagt die Mutter und lächelt. „Das war viel Arbeit und das hast du großartig gemacht."

Die Mutter schaut ihre Tochter an, und es liegt Zufriedenheit in ihrem Gesicht.

Die Spitze der Pyramide bildet das Grundbedürfnis nach *Selbstverwirklichung*: das eigene Potenzial entdecken und Fähigkeiten entwickeln. Bei den Menschen mit Demenz geht es mehr darum, Potenziale zu erhalten.

Grundsätzlich bedeutet das, die Betroffenen zu ermuntern, so viel wie möglich selber zu erledigen – auch wenn es manchmal länger dauert und nicht so adrett aussieht. Welche Arbeiten können gemeint sein? Arbeiten wie das Sortieren und Falten von Wäsche, Aufgaben in der Essenszubereitung wie Gemüse putzen, die Mahlzeiten zubereiten oder aber auch sich ankleiden und die Körperpflege.

Zum Anregen und Erhalt vorhandener Fähigkeiten gehört die Teilnahme am gemeinschaftlichen Leben, gemeinsam Musik machen, Singen, Summen und Musik hören. Auch Bewegung hilft, so lange wie möglich aktiv zu bleiben: mit Sitzgymnastik, Rollatortanz oder Spielen kann Vorhandenes wachgehalten werden. Beliebt sind Spiele mit einem Luftballon.

Die Umgebung sollte Möglichkeiten bieten, sich zu beschäftigen. Dabei sind Garten, Küche und Wohnküchen ganz wichtige Orte.

An diesen von Maslow benannten Bedürfnissen können wir uns orientieren und unser Handeln ausrichten.

5.1.2 Veränderungen der Rolle

Eine „gute Haltung" zu entwickeln ist im Umgang mit Menschen mit Demenz eine Entwicklungsaufgabe für alle Angehörigen und wird ihnen einiges abverlangen. Dabei sind die Anforderungen unterschiedlich, ob man Angehörige wie Vater oder Mutter oder einen Partner bzw. eine Partnerin betreut. Je nachdem, wen Sie als Angehörige betreuen, ob Elternteil oder Ehepartner, werden Sie im Verhältnis zum Betroffenen zusätzlich zu ihrer Rolle als Partner, Partner oder Kind eine Veränderung der Rolle in der Fürsorge einnehmen müssen.

Es gilt, die Frage mit sich zu klären: Wie ist die Beziehung zu meinem Angehörigen? Wie finde ich in meine neue Aufgabe?

Wie ist es, wenn ein Elternteil dement wird?
Hilfreich ist immer, eine abgeklärte Beziehung zum zu pflegenden Elternteil zu haben. Kann ich Vater bzw. Mutter als eigenständigen Menschen mit seiner Lebensleistung in seiner Lebensspanne vor seinem gesellschaftlichen Hintergrund sehen und würdigen?

Kann ich Betreuung und Pflege aus der Position des Erwachsenen übernehmen oder handele ich aus der Kindposition? Sind noch alte Verletzungen lebendig oder sind sie verziehen? Jetzt, in einer Zeit, in der sich die Rollen in der Fürsorge umkehren, Verantwortung, Pflege und Fürsorge von der jüngeren Generation übernommen werden sollen, ist es wichtig, das Verhältnis zu Vater oder Mutter für sich innerlich zu klären. Es wird sicherlich trotzdem immer wieder passieren, dass wir uns über Verhaltensweisen aufregen, die uns schon als Kind oder Jugendliche genervt und gestört haben.

„Das hat sie immer schon mit mir gemacht"

Kaum hat die Tochter die Wohnung der Mutter betreten, folgen schon die ersten Kommandos „Mach mal das Fenster auf, räum mal das Geschirr weg, zieh mal die Gardine vor, mach mal die Tür zu" . So oder so ähnlich wird die Tochter begrüßt. Je nach Tagesform kann sie diese Kommandos gut parieren. Aber wenn sie selbst müde und gestresst ist, fährt sie aus der Haut. Dann überfällt sie der alte Ärger: „Das hat sie immer schon mit mir gemacht – sie hat uns schon als Kinder immer herumkommandiert, das konnten wir damals schon nicht ausstehen!"

Gefahr ist im Verzug, wenn man merkt, man rutscht in alte Kinderverhaltensweisen oder gar altes „Racheverhalten" hinein.

Wenn Sie merken, die alten Verletzungen sind noch so stark und lebendig, dass sie Ihr Verhältnis zum Elternteil belasten und Ihnen eine liebevolle Fürsorge schwerfällt, dann sollten Sie sich Hilfe und fachlichen Rat bei einem Psychologen, einer Psychologin oder einem Psychotherapeuten, einer Psychotherapeutin suchen.

„Für den größten Feind sorgen"

Martina Lux, Anfang 50 Jahre, meldete sich in einer Beratungsstelle an. Sie berichtet der Beraterin, sie habe einen Absturz erlitten und sei in ein depressives Loch gefallen. Sie sei immer noch ganz verzweifelt. Notgedrungen kümmere sie sich um ihren über 80 Jahre alten Vater mit Demenz. Zusätzlich leide er auch noch an einer Parkinson-Erkrankung. Notgedrungen kümmere sie sich deshalb, weil sie nach dem Tod der Lebensgefährtin des Vaters die einzige lebende Verwandte sei und weil Pflichtgefühl und Leistungsstreben das von ihr verlangten. Noch mehr belaste sie die Trostlosigkeit ihres Vaters, die sie in ihrem eigenen Inneren spüren könne.

Doch eigentlich sei sie für die Fürsorge und Pflege des Vaters die Falsche: Von dem Vater mit seiner Ich-Bezogenheit und Geltungssucht sei sie damals mit Entwertungen und Demütigungen beinahe zerstört worden. Sie habe sich nach einer Psychotherapie weitgehend von ihm zurückgezogen und ihn auf Abstand gehalten.

Jetzt sei sie in der absurden Situation, für ihren „größten Feind" sorgen zu müssen. Das bringe sie wieder in große emotionale Schwierigkeiten und sie erhoffe sich, mithilfe der Beratung Wege zu finden, mit dieser Hypothek umgehen zu können und eine Lösung für sich zu finden.

Psychologische Begleitung

Das war eine kluge Entscheidung von Martina Lux, mit diesem Problem nicht alleine zu bleiben. Eine regelmäßige therapeutische Begleitung kann ihr helfen, mit dieser emotional belastenden Situation zurechtzukommen. Sie trägt dazu bei, dass alle Sorgen und Kümmernisse, Schuldgefühle, einfach alles und auch negative und vielfach tabuisierte Gefühle erst einmal einen Ort haben, an dem sie ohne Vorbehalt ausgesprochen und angenommen werden. Diese Gespräche tragen zur emotionalen Entlastung bei. Gemeinsam können Angehörige mit ihrer psychologischen Begleitung die schwierigen Situationen in der Betreuung und Pflege und die Gefühlslagen sortieren, Lösungen suchen und neues Verhalten entwickeln. Die neuen Ideen kann die Angehörige ausprobieren, neue Erfahrungen damit sammeln und beim nächsten Mal erneut darüber sprechen und die Erfahrungen auswerten. So können gemeinsam Schritt für Schritt Lösungsmöglichkeiten und neue Umgangsweisen erarbeitet werden. Das Ergebnis einer solchen Beratung kann für die Betroffenen Erleichterung bringen, Beratung kann helfen Abstand zu wahren, die familiäre Situation zu tragen und dabei sich selbst nicht zu vergessen.

Selbst dann, wenn man als Angehörige meint, es sei alles geklärt, wird es doch immer wieder vorkommen, dass einen ein Verhalten erbost, weil man sich schon immer darüber geärgert hat.

„Ich war immer schon eine kritische Mutter"

Während eines Krankenhausaufenthalts entscheidet Irmgard Hornbach, dass es nun Zeit wäre, in eine Pflegeeinrichtung umzuziehen. Sie bittet ihre Tochter, ihr in dem Heim in der Nähe ihrer Wohnung einen Platz zu besorgen. Während der anschließenden Reha-Maßnahme von Irmgard Hornbach gelingt es der Tochter, in dem gewünschten Heim ein wunderschönes Appartement anzumieten. Es kann sofort bezogen werden. So nutzt die Tochter die Zeit und organisiert den Umzug von der Wohnung ins nahe gelegene Heim. Ein Kraftakt. Es ist fast alles eingerichtet, als die Mutter aus der Reha entlassen wird. Nur eine Umzugskiste mit Geschirr steht noch im Wohnzimmer. Die erste Bemerkung der Mutter, als sie die Wohnung betritt und in ihrem gewohnten Sessel sitzt: „Da ist ja eine Kiste noch nicht ausgepackt".

Die Tochter schluckt und kämpft innerlich gegen Enttäuschung und aufkommenden Ärger an. Kein Dankeschön – sondern Kritik.

Ja, ihr fällt ein, früher hat die Mutter über sich gesagt *„Ich war immer schon eine kritische Mutter"*. Und doch ist es auch im Alter als erwachsene Tochter immer noch schwer zu ertragen.

Wichtig ist dabei, dass wir es merken und nicht in alte kindliche Verhaltensmuster wie Trotz, Ärger, Wut, Beleidigtsein zurückfallen. Das ist manchmal nicht ganz einfach, doch wenn es uns gelingt, innerlich wieder Abstand zur Kindposition „Das hat sie immer schon mit mir gemacht" zu gewinnen, werden wir es leichter haben und uns weniger verstricken. Eine besondere Herausforderung ist die Fürsorge für ein Elternteil, für Einzelkinder, Kinder, deren Geschwister sich nicht beteiligen und weitere helfende Familienmitglieder nicht vorhanden oder in jedem Sinne weit weg sind. Ihnen sei angeraten, sich so schnell wie möglich zusätzlich Unterstützung zu organisieren.

Am allerbesten ist es in einem „Großfamilienmodell" mit großen und kleinen Menschen zu leben. Die kleinen Menschen gehen unbefangen mit den alten Menschen um, sorgen für Sinn und auch kleinere Aufgaben. Die Pflege wird auf viele Schultern mit unterschiedlichem Abstand zu den verschiedenen Generationen verteilt. Als Enkel reagiert man anders als Tochter oder Sohn.

Das Leben in Großfamilien ist in unseren Zeiten eher selten geworden. Dann sollte man sich rasch von anderer Seite Hilfe und Rat holen (vgl. Kap. 2).

Wenn es nicht geht …

Wenn es nicht gelingt, die Fallstricke alter Geschichten zu erkennen und nicht wieder in alte Muster zurückzufallen, und wenn das Verhalten des pflegenden Angehörigen weiterhin durch alte Verletzungen gestört und irritiert ist, wird die Pflege eines Elternteils mit Demenz schwierig. Möglicherweise ist es für beide Seiten dann besser, die Pflege und Fürsorge in professionelle Hände zu legen und die Situation für beide zu entspannen.

Wie ist es, wenn der Partner dement wird?
Die Beziehung ändert sich dramatisch: Die Beziehung auf Augenhöhe und das Gleichgewicht gehen zunehmend verloren und lassen sich in vielen Fällen schwer aufrechterhalten, weil der erkrankte Partner, die erkrankte Partnerin vom anregenden Gesprächspartner, von der treuen Wegbegleitung und dem guten Kameraden, der guten Kameradin zum Pflegefall wird. Das ist für alle Angehörigen eine enorme Herausforderung und psychische Belastung.

Der gesunde Partner wird nun viele Entscheidungen oftmals alleine oder mit den anderen Angehörigen fällen müssen. Bei älteren Ehepaaren kann es helfen, die Kinder einzubeziehen und Lasten zu verteilen.

Es ist schwer, zu erleben, dass der Partner, die Partnerin langsam im Nebel „verschwindet" und sich das gemeinsame Leben auf den Kopf stellt. Gemeinsame Tagesabläufe, Austausch, stillschweigende Übereinkünfte, Aufgabenverteilungen und Gewohnheiten gehen langfristig verloren und die Aufgaben müssen – entsprechend der vorhandenen Fähigkeiten – neu verteilt werden. Was bisher auf zwei Schultern verteilt war, muss nun neu geordnet werden.

Dieser Prozess löst eine Vielzahl an Gefühlen aus, mit denen die Partnerin, der Partner umgehen muss: Hilflosigkeit, Traurigkeit, Enttäuschung, Ärger, Verzweiflung, Wut, Aggressionen und Schuldgefühle, die durch Überforderung mit diesen Veränderungen noch verstärkt werden können.

Das Umgehen mit verändertem Verhalten auf beiden Seiten kann dem Partner, der Partnerin Verletzungen zufügen, mit denen er bzw. sie lernen muss, umzugehen – wie beispielsweise dieser Satz:

> „Da ist ein fremder Mann in meiner Wohnung, der behauptet, mein Ehemann zu sein."

Was kann der Hintergrund sein? Sie erkennt ihren Ehemann nicht mehr – beide haben sich verändert. Sie verhält sich – für ihn – merkwürdig, sie ist mit Argumenten nicht zu erreichen, er reagiert hilflos und aggressiv – und so kennt sie ihren Mann nicht. Er war immer ein friedlicher besonnener Mann und aggressiv war er vorher nie. Er ist ihr fremd geworden. Gleiches gilt aber auch für den Ehemann. Er erkennt seine Frau nicht wieder.

Für Paare ist die Erkrankung eine große Herausforderung und Belastungsprobe.

Ganz schwierig kann es werden, wenn der geliebte Partner gänzlich verloren geht, den angetrauten Ehepartner nicht mehr erkennt oder sich beispielsweise nach einem Umzug in eine Einrichtung neu verliebt.

Es gibt auch Paare, die durch Annahme und Bewältigung des gemeinsamen Schicksals zusammenwachsen und eine neue Verbundenheit und Innigkeit erleben.

Der gesunde Partner, die gesunde Partnerin erfährt mit zunehmender Demenz eine gravierende Veränderung der eigenen Rolle in der Beziehung. Er bzw. sie ist nicht mehr nur der Ehepartner, die Ehepartnerin, sondern Organisator, Entscheiderin, Pflegekraft und hat immer wieder die schwierige Aufgabe, den anderen miteinzubeziehen, wo es möglich ist. Eine Mammutaufgabe!

Christoph Neumann wird dement

Das Ehepaar Neumann lebt auf einem Bauernhof auf dem Land. Vor vielen Jahren haben sie diesen Hof erworben als Ausgleich zum Leben und Arbeiten in der Stadt. Das Paar besitzt auch noch eine Wohnung in der Stadt. Christoph Neumann war Sozialwissenschaftler. Er hat im Laufe der Zeit viel Freude an dem Leben auf dem Land und der Landwirtschaft gefunden. Er hat landwirtschaftliche Maschinen angeschafft und sich in deren Technik eingearbeitet. Vor gut fünf Jahren begannen die Veränderungen. Er wurde still und zog sich zurück, seine Bewegungen wurden verlangsamt. Auffällig waren Wortfindungsstörungen, doch es gelang ihm, die fehlenden Begriffe zu umschreiben. Um die landwirtschaftlichen Maschinen machte er einen Bogen und kam mit deren Technik nicht mehr zurecht. Offensichtlich hat er selber diese Veränderungen an sich bemerkt, denn einer Freundin, die zu Besuch kam, zeigte er ein Buch über Demenz. Wenn er etwas nicht wollte, konnte er deutlich sagen „keinen Bock". So hätte er sich früher nicht ausgedrückt. Frau Neumann hat versucht, so viel Normalität zu leben, wie es den beiden möglich war. Bei einem Urlaub an der Nordsee hat das Paar Fahrräder gemietet und sie konnten bekannte und einfache Strecken zusammen radeln.

Herr Neumann sprach gar nicht mehr viel, ging schon mal mit Hausschuhen auf die Straße. Er konnte nicht mehr allein bleiben und trottete immer hinter seiner Frau her. Er durfte im fortgeschrittenen Stadium der Demenz nicht mehr Auto fahren und sie hat den Autoschlüssel weggeschlossen. Irgendwann hat er auch nicht mehr nach seinem Auto gefragt. Er ging immer wieder über den Hof und schaute sich seine Maschinen an.

Die Ehefrau hatte es gerne alles schön und perfekt und war genervt von seiner Langsamkeit.

Gut waren für beide Besuche von Freunden. Das entspannte die Situation zwischen den beiden. Bei einem gemütlichen Kaffeetrinken mit Freunden sagte er plötzlich aus heiterem Himmel zu einer Freundin der beiden: „Da kannst du ja schon mal sehen, was auf dich zukommt im Alter."

Die Situation wurde für beide immer schwieriger, er ließ seine Frau nicht mehr aus den Augen und suchte ständig ihre Nähe. Er war ständig unruhig, ließ auch in der Körperpflege nach, schlief, aß und trank unregelmäßig. Musik hörte er weiterhin gern oder er hat auch selber noch Gitarre und Keyboard gespielt.

Frau Neumann hatte große Schwierigkeiten, sich mitzuteilen und um Hilfe zu bitten. Sie hat die Nachbarn über die Erkrankung ihres Mannes informiert und deren Besuche blieben daraufhin aus.

Sie hatte sich Entlastung erhofft, wenn ihr Mann eine Tagesstätte für Menschen mit Demenz besuchen könnte. Dort mochte er nicht bleiben und ist immer wieder von dort weggelaufen. Sie war mit ihren Kräften und ihrer Geduld am Ende und es blieb nicht aus, dass es in der Partnerschaft zu Aggressionen kam. Sie brach körperlich zusammen und erlitt einen Kreislaufzusammenbruch.

Endlich fasste sie Mut und ging zu einer Angehörigengruppe. Dort traf sie auf Menschen, die Ähnliches erlebt und durchgemacht hatten, die ihre Gefühlslage, ihre Erschöpfung, ihre Zweifel und ihre Hilflosigkeit kannten. Der Besuch dieser Gruppe gab ihr Trost und Unterstützung und sie konnte ihren Frieden mit den eigenen Grenzen machen. „Ich will ihn nicht abschieben und ich kann einfach nicht mehr."

Die Entscheidung fiel, als Frau Neumann selbst ins Krankenhaus musste. Seit dieser Zeit lebt Herr Neumann in einer Einrichtung. Er ist jetzt ein Pflegefall geworden. Sie besucht ihn regelmäßig, er spricht nicht mehr, doch er lächelt, wenn sie kommt.

Sie sagt: „Es ist rapide gegangen mit dem Fortschreiten der Erkrankung. Es ist wie ein Tod auf Raten."

Dieses Fallbeispiel zeigt deutlich, wie stark die Bindungskraft einer Demenzerkrankung ist. Für die pflegende Partnerin ist es deshalb besonders wichtig, sich rechtzeitig um Unterstützung zu kümmern und mit den eigenen Kräften hauszuhalten. Es beschreibt nur einen kleinen Ausschnitt aus den vielfältigen Belastungen, die eine Partnerschaft dramatisch verändern. In einer Welt, die für den Menschen mit Demenz immer verwirrender und unübersichtlicher wird, sind die unterstützenden und begleitenden Angehörigen und Betreuenden ganz besonders wichtig, denn sie bedeuten für die Betroffenen Orientierung, Halt und Sicherheit.

5.1.3 Wie geht man nun mit diesen Veränderungen um?

„Es ist, wie es ist"

Aus der Stressforschung weiß man, dass es hilfreich ist, die Situation so zu akzeptieren und zu nehmen, wie sie ist: „Es ist, wie es ist".

Zunächst einmal ist es schwer, diese neue Situation anzunehmen und noch schwerer, sie zu meistern. Ganz wichtig ist es, die Hoffnung zu behalten: Das Leben ist und bleibt lebenswert, auch mit Demenz, und es ist wichtig, eine Haltung zu entwickeln, die Lebendigkeit und ein lebenswertes Leben für alle Beteiligten zulässt. Dabei ist die Beschäftigung mit der eigenen Haltung, Einstellung, Lebensgeschichte und die Reflexion eigenen Verhaltens hilfreich und gleichzeitig eine große Aufgabe. Sich mit sich selbst ein wenig auszukennen, milde mit sich und den eigenen Fehlern umzugehen und eigene Grenzen haben zu dürfen, ist dabei hilfreich.

Hilfe holen

Ich möchte Mut machen, im Umgang mit den Betroffenen authentisch zu bleiben, sich nicht zu verbiegen und trotzdem den anderen gerecht werden so gut es geht. Pflegende Angehörige sind gefährdet, sich in eine Überforderungssituation zu begeben und selber zu erkranken. Woran merkt man das? Erschöpfung, Reizbarkeit, Ungerechtigkeit, Ungeduld, Verzweiflung, Überforderung, körperliche Beschwerden sind Anzeichen für eine beginnende Erschöpfung (siehe Kap. 2). Wer merkt, dass er an seine **Grenzen** kommt, sollte sich unbedingt Hilfe holen.

Frau Neumann hat es bei den Nachbarn versucht. Sie haben sich offensichtlich aus Unsicherheit zurückgehalten. Der Besuch von Freunden hat die Situationen zwischen den beiden entspannt und die Teilnahme an einer Angehörigengruppe war für sie eine große Unterstützung. Sie ermöglicht genau das, was Sie für die Entwicklung einer „guten Haltung" ebenfalls brauchen: Information, Austausch, Reflexion, Mitgefühl und Trost.

Sollten dann noch weitere Hilfen nötig werden, finden Sie Hinweise in Kap. 4.

Sich Zeit lassen

Die Gefahr ist groß, sich zu rasch einseitig auf praktische Ratschläge zu konzentrieren. Man vergibt die Chance, innezuhalten, Mut zu eigenen Gedanken, Ideen und Sichtweisen zu haben und zu neuen Erfahrungen. Wichtig ist die Nähe, das Dabeisein, die Liebe zur Entschleunigung und einer kleiner werdenden Welt. Es kann in unserer schnellen Zeit auch eine Wohltat sein, sich auf einen Menschen mit Demenz einzulassen und sich seinem Tempo anzupassen mit der Chance auf innige emotionale Momente und Begegnungen.

Informationen sammeln

Über die Erkrankung: Sinnvoll und notwendig ist es, Kenntnisse über die Erkrankung und deren Verlauf zu gewinnen und Schulungen und Informationsveranstaltungen insbesondere der Alzheimer-Gesellschaft zu besuchen. Information hilft, die Demenz und die Entwicklung besser zu verstehen und einzuordnen. Es gilt zu lernen, viele Aussagen und Verhaltensweisen als aktuelle Ausdrucksmöglichkeit des Menschen mit Demenz zu sehen und sie nicht persönlich zu nehmen. Das ist schwer und das Wissen um die Erkrankung kann helfen, mit den Herausforderungen besser zurechtzukommen.

Die Lebensgeschichte: Im Umgang mit Menschen mit Demenz hilft es sehr zum Verständnis, sich mit deren Lebensgeschichte, der dazugehörigen Zeit, den gesellschaftlichen Bedingungen, den Arbeitsbedingungen und dem Zeitgeist zu beschäftigen. Da die Menschen mit Demenz sich im Laufe der Erkrankung auf ihre Innenwelten aus früheren Zeiten zurückziehen, hilft es zum Verständnis, sich die Situationen von Kindheit und Jugend von damals zu vergegenwärtigen und sich ein umfassendes Bild zu machen vom Lebensweg und der Persönlichkeit des Menschen mit Demenz.

- Was hat er/sie als Kind und als Jugendliche, als Jugendlicher gern getan?
- Wie wurden damals Feste und Geburtstage in der Familie gefeiert?
- Wie war es in der Schule und wie hat die Familie die Ferien verbracht?
- Wie war die Zeit der Ausbildung?

Dazu ist die Sicht aus dem „kindlichen Blickwinkel" zum eigenen Elternteil allerdings nur eine. Gut wäre, auch mit anderen Familienmitgliedern, Freunden, ehemaligen Kolleginnen und Kollegen, dem Seelsorger oder der Seelsorgerin und möglichen Zeitzeugen darüber in Austausch zu kommen: Auch Romane aus der fraglichen Zeit können das damalige Geschehen beleuchten. Bei einem erkrankten Partner oder Partnerin ist der wichtigste Bezug sicherlich die gemeinsam verbrachte Zeit in der Vergangenheit.

„Die Geschichten aus Pommern"

Wenn Kurt Wiesner seine demente Mutter im Heim besuchte, dann brauchte er nur alte Ortsnamen wie Altwasser aus ihrer Heimat in Pommern zu nennen und es sprudelte aus der Mutter heraus und sie erzählte so lebendig, als sei sie gerade noch vor Ort, vom Leben im Dorf. Er hat bei dieser Gelegenheit Dinge und Geschichten von seiner Mutter erfahren, von denen sie bisher nichts erzählt hatte.

Vieles aus dem Leben eines erkrankten Partners, einer Partnerin oder eines Elternteils ist ja vielleicht schon im Laufe des gemeinsamen Lebens erzählt worden. Nun hält man als Angehörige mit dieser Erzählung auch einen Schlüssel zu den Innenwelten der Betroffenen in der Hand.

Wichtige Lebensthemen

Von Vorteil im Umgang miteinander sind Kenntnisse der wichtigen Themen im Leben des Betroffenen. „Als Lebensthemen bezeichnet man solche Ereignisse, Fähigkeiten und Eigenschaften, die das Leben des Menschen reich und bedeutsam gemacht haben und immer noch machen." (Haberstroh et al., 2016, S. 12)

Sie liefern die Grundlage für das Verständnis: Was hat die Person angetrieben? Worauf ist sie stolz? Was war für sie bedeutsam? Was waren ihre besonderen Leistungen und Interessen? Wie hat sie ihre Lebenssituation bewältigt? Was hat ihrem Leben Sinn gegeben? Das kann die Gartenarbeit sein oder der Beruf, die Mitgliedschaft in einem Sportverein, einer Partei oder die Zugehörigkeit zu einer Religion. Mit Stolz können berufliche Leistungen oder die Familie, Kinder, Fähigkeiten im Haushalt, ehrenamtliche Engagements oder Eintreten für besondere Werte den Menschen erfüllen.

Die Werte, Fähigkeiten, der Beruf und all diese genannten Faktoren sind wichtig für die Identität.

5.1.4 Integrative Validation

Eine Brücke zwischen der Entwicklung einer persönlichen Haltung und der Kommunikation kann das Modell der Integrativen Validation bilden. Validation ist zum einen eine wertschätzende Haltung gegenüber den Betroffenen und zum anderen eine besondere Umgangsform.

Validieren bedeutet, etwas für gültig erklären. Es bezieht sich in diesem Ansatz darauf, die Äußerungen der Menschen mit Demenz für gültig zu erklären und zu akzeptieren. Sie holt die Menschen mit Demenz dort ab, wo sie gerade sind und versucht nicht, sie in unsere Realität mit Diskussionen über Fakten zurückzuholen. Mit einer Korrektur des Gesagten fühlen sich die Menschen mit Demenz beschämt und verunsichert. Oft ziehen sie sich dann zurück, weil ihnen wieder einmal ihre Defizite deutlich gemacht wurden.

Entwickelt wurde dieses Konzept von Nicole Richards. Es ist eine Form der Kommunikation, die von Akzeptanz geprägt ist und auf Kritik, Korrigieren und Beharren auf Fakten verzichtet.

Sie versucht, die Bedürfnisse der Betroffenen zu verstehen und dem Menschen würdig zu begegnen, denn Kritik verunsichert, kränkt und verletzt die Betroffenen unnötigerweise.

Das ist schwer – und es wird immer wieder passieren, dass einem unbedacht Kritik herausrutscht. Das sollte man sich auf keinen Fall übelnehmen.

Die Integrative Validation dient der Kommunikation und dem wertschätzenden Umgang von Menschen mit Demenz auf Augenhöhe, orientiert sich am Gefühl der Betroffenen und stärkt die Identität. Auch wenn die kognitiven Funktionen nachlassen, bleibt doch das Gefühlserleben davon unbeeinträchtigt. Die Menschen mit Demenz werden sensibler und feinsinniger im Erfassen emotionaler Inhalte.

Die Integrative Validation basiert auf einer wertschätzenden und menschenfreundlichen Grundhaltung und konzentriert sich auf Ressourcen der Menschen mit Demenz. Sie will Betreuende für die Bedürfnisse und vorhandenen Fähigkeiten der Betroffenen sensibilisieren.

Große Bedeutung haben dabei Empathie, Intuition und die eigenen Gefühle der Angehörigen in der Begegnung mit den Menschen mit Demenz. Sie sind der Kompass für die Kommunikation mit ihnen und haben das Ziel, die Identität der Betroffenen zu stärken.

Übung

Unser Gefühlsleben und unsere eigene Resonanz auf das ausgedrückte Gefühl oder Bedürfnis des Gegenübers hilft, die Botschaft des Betroffenen zu verstehen. Dazu möchte ich Sie zu einer kleinen Übung einladen.

Stellen Sie sich eine Situation mit Ihren Angehörigen vor und lassen Sie diese Szene vor Ihrem geistigen Auge aufleben. Nehmen Sie sich Zeit, die Szene zu erfassen und auf sich wirken zu lassen. Welche Gefühlslage nehmen Sie bei den Angehörigen mit Demenz wahr? Nehmen Sie die nonverbalen Reaktionen wahr: Schauen Sie achtsam auf den Gesichtsausdruck und die Körperhaltung. Wie ist die Stimmlage?

Welches Gefühl löst diese Szene bei Ihnen aus? Welche Assoziationen kommen in Ihnen auf?

Benennen Sie die Gefühle oder Bedürfnisse, die Sie bei Ihren Angehörigen wahrgenommen haben und prüfen Sie, ob Sie mit Ihrer Wahrnehmung richtig liegen. „Ich habe den Eindruck, du bist traurig, ängstlich, ärgerlich … Stimmt das?"

In einem zweiten Schritt spüren Sie Ihre Resonanz auf diese Szene. Welche Gefühle weckt die Szene bei Ihnen als Betrachterin, als Betrachter? Welche Verhaltensimpulse werden bei Ihnen ausgelöst?

Probieren Sie einfach einmal aus, ob diese kleine Übung Ihnen künftig eine Hilfe sein kann, den verborgenen Bedürfnissen und Gefühlen Ihrer Angehörigen mit Demenz auf die Spur zu kommen.

5.1.5 Identität

Ein Ziel der Integrativen Validation von Nicole Richards ist die Wahrnehmung und Bestätigung der Identität. Sie wird durch die Demenz brüchiger.

Bestimmend für den Umgang mit Betroffenen ist es, auf den Menschen mit Demenz mit dem Wissen um seine Lebensgeschichte und wichtige Lebensthemen zu reagieren und ihn in seiner Identität immer wieder neu zu bestätigen. Darin fühlt sich der Betroffene erkannt und erkennt auch sich selber wieder. Das gibt ihm Sicherheit.

„Jeder Mensch hat ... das Bedürfnis, seine Identität zu sichern und zu bewahren, sich und sein Leben als kontinuierlich und sinnvoll zu erleben, sich als Person von anderen verstanden und sich in Übereinstimmung mit anderen Menschen zu fühlen und den Handlungsimpulsen zu folgen, die charakteristischer Teil seiner Identität sind." (Richard & Richard, 2016, S. 37)

Zum besseren Verständnis und zur Veranschaulichung des Begriffes Identität sei an dieser Stelle kurz das Konzept der 5 Säulen der Identität dargestellt (Petzold, 1985).

Identität speist sich aus verschiedenen Quellen, und sie wird im sozialen Miteinander entwickelt und aufrechterhalten.

Nach Petzold (1985) sind die fünf Säulen der Identität:

Leiblichkeit Hier begegnet uns wieder das Konzept des Leibes, das, wie bereits beschrieben, mehr meint als lediglich den Körper mit seinen Funktionen. Der Leib beherbergt gelebtes Leben, Gefühle, Erfahrungen, szenische Erinnerungen, Atmosphären, eingefleischte Bewegungsabläufe und Haltungen. Die Leiblichkeit bleibt mit dem Konzept des Leibgedächtnisses eine wichtige Quelle für die Kommunikation mit den Menschen mit Demenz. Und um mit U. Baer und G. Schotte-Lange zu sprechen: „Das Herz wird nicht dement".

Soziales Netzwerk Der Mensch entwickelt sich im Miteinander und für ihn sind und bleiben frühe Bindungen und vertraute Menschen ein Leben lang wichtig. Doch nicht nur enge Bindungen, auch ein tragfähiges soziales Netzwerk hat eine große Bedeutung. Es ist eine stabilisierende Kraft über die gesamte Lebensspanne.

Arbeit/Leistung In der Lebensphase der Menschen mit Demenz speist sich diese Säule aus ihren beruflichen Erfahrungen und Lebensleistungen,

Kindererziehung sowie besonderen Fähigkeiten, die sie sich im Laufe des Lebens angeeignet haben. Dazu gehört ein Instrument spielen ebenso wie handwerkliche Fähigkeiten, gärtnerische Fähigkeiten und andere Kenntnisse aus Freizeitaktivitäten wie Segeln, Jagen, im Chor singen, in einer Band spielen, sportliche Leistungen oder Hund, Katze, Pferd und andere Haustiere halten. Der Bereich, aus dem dieser wichtige Teil der Identität entwickelt wird, ist riesig und unerschöpflich und es wird auf die Betreuenden ankommen, welche Schätze dort gehoben werden können.

Alte Schätze heben

Hertha Herbst lebt seit vielen Jahren in einer Senioreneinrichtung. Sie ist vor kurzem wegen einer fortschreitenden Demenz aus dem betreuten Wohnen in den Pflegewohnbereich umgezogen. Ihr Wohnraum ist dekoriert mit wunderschönen Patchworkarbeiten bzw. Quilts, die sie früher gefertigt hat. Es sind wahre Kunstwerke. Um diese künstlerischen Fähigkeiten ihrer Mutter zu würdigen, organisiert die Tochter im Heim eine Ausstellung aller Arbeiten, derer sie habhaft werden kann. Eine Freundin von Frau Herbst trägt mehrere Modelle bei, die sie einmal von ihr geschenkt bekommen hat. Nach einigen Wochen intensiver Vorbereitung ist es so weit. Die Bewohnerinnen und Bewohner des Hauses werden mit selbst gefertigten Plakaten zur Vernissage mit Umtrunk und musikalischer Untermalung eingeladen. Frau Herbst sitzt stolz mittendrin, mit Hilfe des Pflegepersonals schick angezogen und geschminkt. Sie beantwortet Fragen zu ihren Arbeiten und Inspirationen, stößt mit Sekt an und freut sich an der Anerkennung und Aufmerksamkeit, die ihr zuteil wird. Im Verlauf der kleinen Eröffnungsfeier wird die Tochter von Frau Herbst von Frau Wolter, einer Bewohnerin, angesprochen. Sie habe früher geklöppelt. Schnell ist die nächste Ausstellungsidee geboren. Ein halbes Jahr später wird eine Klöppelausstellung eröffnet. Frau Wolter hat das Handwerkszeug für das Klöppeln an ihre Enkelin weitergegeben. Die junge Frau ist auch bei der Eröffnung dabei und zeigt den interessierten Ausstellungsbesuchern das Klöppeln. Auch diese Ausstellung wird ein Erfolg und Frau Wolter zeigt allen Anwesenden stolz ihre Arbeiten.

Materielle Sicherheit Im Laufe des Lebens haben Menschen mit Demenz Status und Wohlstand erreicht oder auch finanzielle Sorgen und Leid erfahren. Materielle Sicherheit und finanzielle Möglichkeiten haben beispielsweise Bildung, Entfaltung, Entwicklung, Gesundheit und Reisen ermöglicht oder aber auch begrenzt. Im 2. Weltkrieg und auch danach waren Wohnung, Haus und Hof bedroht oder zerstört und es herrschte materielle Not. Diese Zeit haben viele Menschen mit Demenz noch miterlebt. Zur Würdigung dieser Säule gehört die Kenntnis der gesellschaftlichen Verhältnisse aus der gesamten Lebenszeit des Menschen mit Demenz dazu.

Werte Die Säule der Werte trägt besonders lang und viele Anteile dieser Säule sind im Leibgedächtnis abgelegt. Alles was an Wertvorstellungen, Überzeugungen, Glaubenssätzen, Idealen und Vorbildern im Leben von Bedeutung war, lässt sich auch im Handeln von Menschen mit Demenz als treibende Kraft wiederfinden. Zu einem guten Verständnis der Äußerungen von Betroffenen ist es deshalb besonders wichtig, diese Werte zu kennen und sie hinter dem Verhalten wahrzunehmen.

Die Kenntnis dieser fünf Säulen der Identität von Petzold und das Konzept der Bedürfnispyramide von Maslow können dazu beitragen, einen guten Umgang – auch – mit schwierigen Situationen zu meistern. Nehmen Sie sich ruhig Zeit, gedanklich einmal diese beiden Konzepte aufzunehmen und zu schauen, was Sie davon brauchen können und wie es sich damit bei ihren Angehörigen verhält.

Kriegserlebnisse

Sie haben schon gemerkt, dass die gesamte Lebensspanne für das Verständnis eines Menschen mit Demenz wichtig ist. **Wir sehen die Person mit ihrer Lebensgeschichte in ihrem sozialen Umfeld über die gesamte Lebensspanne hinweg vor dem gesellschaftlichen Hintergrund der Lebenszeit.** Je nach Alter der erkrankten Person kann sich das um 50 bis 80 Jahre handeln. Es ist enorm bereichernd für betreuende Angehörige, sich mit dem geschichtlichen Hintergrund der Älteren zu befassen, sofern dazu Zeit bleibt. Ein besonderes Kapitel ist der Krieg. In dieser Zeit haben viele Menschen traumatische Situationen erlebt. Es sind Familienmitglieder – meistens die Männer oder jugendlichen Söhne – im Krieg als Soldaten gewesen oder geblieben und Alte, Frauen und Kinder sind während der Flucht umgekommen. Frauen haben Vergewaltigungen erfahren.

Bei der Sammlung von Informationen über die Kriegserlebnisse der betroffenen Angehörigen spielen viele Fragen eine Rolle: Wie alt waren sie zu Beginn des Krieges? Wo, in welcher Region haben sie den Krieg erlebt? Wie sehr war die Region vom Krieg betroffen? Sind die männlichen Familienmitglieder als Soldaten eingezogen worden? Wo haben sie das Ende des Kriegs erlebt? Vielleicht haben Ihre Angehörigen davon berichtet. Bei dem Versuch, merkwürdiges oder herausforderndes Verhalten zu verstehen, können Kriegserlebnisse eine Rolle spielen und mit Ängsten, Panik, Einsamkeit und Hilflosigkeit verbunden sein.

Es ist durchaus möglich, dass die Älteren über diese Zeit nicht sprechen wollen, dennoch erscheint es mir wichtig, über die Ereignisse aus dem Krieg Bescheid zu wissen.

Abwehr

Magda Postelt, 93, lebt in einem Pflegeheim. Als sie dort neu eingezogen war, schrie sie jedes Mal auf, wenn ein männlicher Pfleger die Körperpflege bei ihr vornehmen wollte. Sie wehrte sich heftig und kein männlicher Pfleger durfte ihr zu nahe kommen. Dabei entwickelte sie ungeahnte Kräfte in ihren Abwehrbewegungen. Keine Chance für das männliche Personal in der Körperpflege. In einer Fallbesprechung im Team haben sie über Frau Postelt gesprochen. Das Personal hat sich umgestellt und Frau Postelt wird seitdem von den Frauen im Team gewaschen, geduscht, angekleidet und am Ende des Tages auch wieder ausgekleidet und ins Bett gebracht. Sie kann die weibliche Pflege sogar genießen.

Das Team hatte verstanden, dass dieser heftigen Abwehr traumatische Erfahrungen zugrunde liegen müssten. Sie haben dies in der Pflege berücksichtigen können.

„Wo sind meine Kinder?"

Annette Bauer lebt in einer Pflegeeinrichtung. Sie gehört vom Alter her zur Kriegsgeneration Oft sitzt sie allein in ihrem Zimmer und ruft ständig nach ihren Kindern. „Wo sind meine Kinder?", „Ich will zu meinen Kindern!" Es liegen Angst und Panik in ihrer Stimme. Mir als Besucherin der Einrichtung gehen diese Rufe durch Mark und Bein und ich spüre die Panik und Verzweiflung einer Mutter in einer bedrohlichen Situation. Vor meinen Augen tauchen Bilder auf von Menschen im Bunker und einer zerstörten Stadt, in der eine verzweifelte Mutter nach ihren Kindern sucht.

Mein Impuls ist, mich zu ihr zu setzen. Ich bestätige ihr, dass sie ja furchtbare Angst und Sorge haben muss und dass ich bei ihr bin. Ich lege ihr die Hand auf die Schulter und bin einfach nur mit ihr. Mehr kann ich in dieser Situation nicht tun. Ihre Rufe werden leiser und sie verstummt. Sie schaut mich an und ich merke, wie sie sich langsam entspannt.

Dieses Beispiel zeigt, wie wichtig es ist, sich Zeit zu nehmen, die Situation und die Stimmung auf sich wirken zu lassen, der Atmosphäre nachzuspüren und den eigenen Impulsen zu folgen. Mein Impuls war, ihr beizustehen und nicht zu sagen: „Der Krieg ist doch lange vorbei." Das würde sie nicht verstehen, denn sie erlebt gerade wieder eine alte Situation aus dem Krieg. Sie würde sich erneut alleingelassen fühlen. Hilfreich für sie ist, ihr beizustehen in diesem Erleben und ihr mitzuteilen, „du bist nicht allein".

Je mehr Menschen aus Krisengebieten zu uns kommen und in Deutschland leben, arbeiten und alt werden, desto öfter ist auch bei ihnen an traumatische Erlebnisse von Gewalt und Missbrauch zu denken.

5.2 Herausforderndes Verhalten und andere Merkwürdigkeiten

In diesem Abschnitt geht es um Situationen, die in vielen Krankheitsverläufen vorkommen und von vielen Autorinnen und Autoren als herausforderndes Verhalten beschrieben werden. Es heißt sicherlich deshalb so, weil es von den Betreuenden und Pflegenden als Herausforderung erlebt wird.

„Nein"
Eine große Herausforderung im Umgang mit den Menschen mit Demenz ist das „Nein". Die Weigerung, sich kooperativ zu verhalten.

„Da gehe ich doch nicht hin"

Christa Brandt war früher eine aktive und sehr dominante Person. Seit 2 Jahren leidet sie an Demenz, ist oft allein und kramt und räumt in ihrer Wohnung. Sie wird von ihrer Tochter und dem Pflegedienst versorgt. Die Tochter wünscht sich für ihre Mutter mehr Gesellschaft und Anregung. In der Nähe gibt es eine Tagesstätte mit verschiedenen Angeboten und Aktivitäten. Ein regelmäßiger Besuch dort würde ihr sicher guttun. Der Vorschlag der Tochter stößt jedoch bei ihrer Mutter auf strikte Ablehnung.

„Nein, da gehe ich nicht hin. Das habe ich nicht nötig." Die Enttäuschung der Tochter ist groß, doch sie will auch nicht so schnell aufgeben. Als Nächstes weiht sie den Pflegedienst in ihren Plan ein und bittet um dessen Unterstützung. Der Pflegedienst nimmt die Idee der Tochter auf und wirbt bei seinen Besuchen bei Frau Brandt auch für die Tagesstätte.

Frau Brandt beharrt, das sei nicht das Richtige für sie, da ginge sie nicht hin. Im Unterton schwingt immer mit, das Angebot und die Menschen dort – das sei nicht ihr Niveau.

Sie kennt die Einrichtung nicht und ist dort auch noch nie gewesen.

Die Tochter von Frau Brandt wendet sich an eine Beratung für Angehörige von Menschen mit Demenz. Diese rät der Tochter, die Mutter um Begleitung bei dem Besuch der Tagesstätte zu bitten. „Ich (die Tochter) möchte mir das mal anschauen, weil es mich interessiert und ich möchte, dass du mitkommst und mich begleitest." Die Beraterin empfiehlt ihr, weiterhin am Ball zu bleiben und der Mutter eindringlich deutlich zu machen, wie wichtig dieser Besuch der Tagesstätte auch für die Tochter ist. „Mir ist es sehr wichtig, mir das einmal anzuschauen, und ich wünsche mir, dass du mich begleitest".

Sollte die Mutter einwilligen und die Tochter begleiten, werden beide in der Tagesstätte herzlich empfangen und herumgeführt. Sie sieht die anderen Teilnehmenden und lernt das Angebot kennen. Viele Betroffene sind nach einem Besuch einer Tagesstätte angetan und die Chance ist groß, dass Frau Brandt ihre Entscheidung revidiert. Dauert die ablehnende Haltung von Frau Brandt an, wird der Tochter empfohlen, das Thema Tagesstätte immer wieder anzusprechen und der Mutter schmackhaft zu machen. Ein weiteres Argument könnte sein, die Mutter um einen Gefallen zu bitten, der Tochter zuliebe die Tagesstätte einmal für ein paar Tage auszuprobieren.

Eine ablehnende Haltung des Menschen mit Demenz zu einem neuen und unbekannten Angebot zu verändern, gelingt möglicherweise nicht beim ersten Versuch. Wichtig ist, sich durch ein anfängliches „Nein" nicht entmutigen zu lassen.

In diesen Situationen ist es wieder gut, sich Hilfe und Bündnispartner zu suchen. Das kann, wie in diesem Beispiel, der behandelnde Pflegedienst sein, der dem Menschen mit Demenz von den Angeboten und Aktivitäten in der Tagesstätte berichtet und so seine Neugier und das Interesse wecken kann. Auch die Hausärztin bzw. der Hausarzt und andere Menschen des Vertrauens oder Familienmitglieder, Enkelkinder und Freunde können mithelfen, Vorbehalte und Ängste abzubauen und Neugier und Interesse zu wecken.

Andere Ansprechpartner haben den Vorteil, dass sie aus einer anderen Position heraus und mit anderen Worten argumentieren und werben können als diejenigen, die mit den Betroffenen täglich zusammen sind. Viele haben bestimmt eigene Erfahrungen damit gemacht, dass es einen Unterschied macht, ob ich von einem engen Familienmitglied wie Mutter, Vater, Geschwister oder von Außenstehenden etwas gesagt bekomme.

Das folgende Beispiel beschreibt eine Situation, mit der sich sicher in unterschiedlicher Schärfe viele Betreuende auseinandersetzen müssen.

„Wenn du mich ins Heim steckst, springe ich vom Balkon"

Johanna und Hans Zeidler – beide um die 80 Jahre alt – leben seit Jahrzehnten in der gemeinsamen Wohnung. Die einzige Tochter lebt weit entfernt. Seit drei Jahren ist Frau Zeidler an Demenz erkrankt und die Krankheit schreitet voran. Sie leidet zusätzlich an Inkontinenz und wegen ihrer geschwollenen Beine trägt sie Stützstrümpfe.

Ein Pflegedienst kommt am Vormittag und hilft Frau Zeidler beim Anziehen ihrer Stützstrümpfe. Die müssen so eng sitzen, dass das Ehepaar für diese Aktion Hilfe braucht. Eine weitere Hilfe ist die Tagesstätte, die Frau Zeidler an fünf Tagen in der Woche besucht. Sie wird morgens abgeholt und am Nachmittag wieder nach Hause gebracht.

In dieser Zeit macht Herr Zeidler den Haushalt. Er kauft ein, macht sauber, wäscht die Wäsche und wenn dann noch Zeit bleibt, ruht er sich ein wenig aus. Seit seine Frau an Inkontinenz leidet, hat die Hausarbeit zugenommen und er kommt kaum noch hinterher. Er hat schon im Wohnzimmer eine Leine gespannt, um die Wäsche zu trocknen. In der Wohnung riecht es trotz allem manchmal nach Urin und Feuchtigkeit. Er ist im Grunde am Ende seiner Kräfte und ratlos, wie es weitergehen kann.

Frau Zeidler bemerkt die Erschöpfung und die Ratlosigkeit ihres Mannes und droht: „Wenn du mich ins Heim steckst, springe ich vom Balkon".

Herr Zeidler ist erschrocken über diese drastische Äußerung. Er selbst hat Angst davor, dass er es nicht mehr alleine schaffen könnte, seine Frau zu versorgen. Er hat allerdings auch Angst vor einer Heimunterbringung seiner Frau. Ein Heim ist teuer, das würden sie von ihren Renten finanziell nicht schaffen und er will genauso wenig wie seine Frau aus der Wohnung ausziehen. Doch so kann es auch nicht weitergehen.

Wo kann Herr Zeidler Hilfe und Unterstützung finden?

Das Ziel der Heimvermeidung lässt sich am ehesten erreichen, wenn die Last auf mehrere Schultern verteilt wird. Vielleicht könnte die Tochter die leitende Mitarbeiterin der Tagesstätte in diese Überlegungen miteinbeziehen. Das Ziel sollte sein, so viel Hilfe und Unterstützung zu organisieren, dass die beiden entlastet werden und die häusliche Situation sich wieder entspannen kann. Denn mit der Hilfe bei den Kompressionsstrümpfen allein sind bei weitem nicht alle Möglichkeiten ausgeschöpft. Zumal die Kosten beispielsweise für häusliche Betreuung und Entlastung bei der Hausarbeit weitreichend über die Mittel der Pflegekasse getragen werden. Sollte Frau Zeidler zunächst die Hilfe eines Pflegedienstes ablehnen, wäre es wichtig, nicht aufzugeben und den Pflegedienst auch weiterhin für vereinbarte Leistungen wie z. B. das Duschen in Anspruch zu nehmen, bis Frau Zeidler sich daran gewöhnt hat, dass nicht mehr ihr Mann, sondern der Pflegedienst beim Duschen hilft. Pflegedienste kennen solche Situationen.

Er kann seine Frau natürlich nicht gegen ihren Willen in einem Heim unterbringen. Er kann für seine Erholung von der belastenden Pflege für seine Frau eine Kurzzeitpflege beantragen. Wenn es ihr dort gefällt und sie dort bleiben möchte, wäre ein großer Schritt getan.

Auch in diesem Beispiel zeigt sich, wie hilfreich Unterstützung von Dritten und Außenstehenden sein kann. Sie haben einen anderen Blick auf die Situation und können und sollten in einer ähnlichen Situation wie im Fallbeispiel beherzt und konsequent eingreifen.

Neben den zahlreichen ambulanten Angeboten könnte später auch eine Kurzzeitpflege eine Maßnahme sein, den Wechsel in eine andere Einrichtung zu erproben bzw. die betreuenden Angehörigen zu entlasten.

Die finanzielle Situation der beiden Rentner ist für die Heimunterbringung von Frau Zeidler ein großes Hindernis. Herr Zeidler hat Sorge, dass er dann aus der gemeinsamen Wohnung ausziehen muss, in der er einen Großteil seines Lebens mit seiner Frau gelebt hat. Das möchte er auf keinen Fall. Auch in diesem Fall hat er sich mit dem Pflegestützpunkt beraten.

Eine Heimunterbringung ist zwar teuer, doch bei finanziellen Problemen wird ein Teil der Kosten vom Staat übernommen. Für beide Ehepartner wird der gemeinsame Bedarf inklusive Heimkosten ermittelt und das Heim entsprechend bezuschusst. Ganz besonders wichtig für Herrn Zeidler ist die Auskunft: Er muss nicht aus seiner Wohnung ausziehen. Vorhandene Vermögenswerte werden zwar bis auf einen Freibetrag von 5.000 € pro Person angerechnet (bei Ehepaaren 10.000 €). Zusätzlich besteht auch die Möglichkeit, Geld zurückzuhalten für die Sterbevorsorge. Die Kosten für eine

Beerdigung können zweckgebunden, beispielsweise bei einem Bestattungsunternehmen, „geparkt" werden. Dann ist die Beerdigung bereits bezahlt.
Viele Bestattungsunternehmen bieten einen solchen Service an. Dieses Geld
darf nicht anderweitig ausgegeben werden.

Wie sehr ein Verhalten als Herausforderung erlebt wird, hängt maß-
geblich von den Betrachtern ab. Deren Wertvorstellungen und momentane
Befindlichkeit oder die Finanzen beeinflussen die Bewertungen der Situation
und begrenzen die Handlungsmöglichkeiten. Bin ich selber müde, gestresst
oder erschöpft, kann ich viel weniger entspannt mit herausfordernden Verhaltensweisen umgehen. Dann bin ich vielleicht nur noch genervt und die
Situation eskaliert. Das kommt immer wieder vor – machen Sie sich deshalb
keine Vorwürfe.

Hilfreich ist es auch, einmal die eigenen Ansprüche an Ordnung, Hygiene,
gepflegte Umgangsformen zu prüfen und zu schauen, ob sie auch zu der
aktuellen Situation der Betroffenen passen oder ob man als Angehörige
mehr Toleranz entwickeln muss.

Es ist wohl die größte Herausforderung, herauszufinden, was uns der
Mensch mit Demenz mit seiner Äußerung mitteilen will. Wenn wir von
dem Konzept der Validation ausgehen, reagiert der Mensch innerhalb seiner
Möglichkeiten schlüssig – es ist die einzige Ausdrucksmöglichkeit, die er
innerhalb seiner Welt hat. Unsere Aufgabe ist es, den Schlüssel und kon-
struktive Lösungen zu finden.

Den Schlüssel finden

Bei einem großen Teil der Betroffenen treten Verhaltensweisen auf, die
uns als Betreuende irritieren, ratlos, ärgerlich machen und vor allem auch
belasten. Hintergrund all dieser ungewöhnlichen Verhaltensweisen sind
zum einen die Veränderungen durch die Demenz wie Verlust von Denk-
und Gedächtnisleistungen sowie räumlicher und zeitlicher Orientierung
und zum anderen äußere Einflüsse, die auf den Menschen mit Demenz ein-
wirken und ihn ängstigen oder verunsichern.

Die Beeinträchtigungen durch die Krankheit können wir wenig beeinflussen.

Anders verhält es sich mit den äußeren Einflüssen. Damit sind beispielsweise Räumlichkeiten, das soziale Umfeld, Helligkeit und Temperatur oder
eine Geräuschkulisse gemeint.

Das Verhalten kann aber auch ausgelöst werden durch Missachtung von
Bedürfnissen wie Hunger, Durst, Müdigkeit, Überforderung, Langeweile,
Schmerzen, unangemessene Kommunikation, Sehnsucht nach Bindung,
Aufmerksamkeit und Nähe.

Oder es ist ein Versuch, mit überwältigenden Gefühlen wie Angst, Trauer, Panik, Verzweiflung fertig zu werden, wie in den oben genannten Beispielen aus der Kriegsgeneration. Auf diese Gefühle und Bedürfnisse, die durch „herausforderndes Verhalten" geäußert werden, können wir sehr wohl reagieren, wenn wir uns Zeit nehmen, den Bedürfnissen und Gefühlen der Menschen mit Demenz nachzuspüren.

Verhalten, das herausfordert, äußert sich durch Unruhe, Herumwandern, innere Anspannung, Hyperaktivität, Horten und Sammeln von Gegenständen, Veränderungen des Tag-Nacht-Rhythmus, lauten Rufen wie „Hilfe, Hilfe, Hilfe!", oder „Schwester, Schwester!", ständigem Fragen „Was soll ich bloß tun?", ununterbrochenem Redefluss, extrem lauten und sich wiederholenden Äußerungen, Schreien, Aggressivität, Feindseligkeit, aber auch emotionalem und sozialem Rückzug bis hin zur Apathie.

Diese Aufzählung erhebt keinen Anspruch auf Vollständigkeit. Es gibt sicherlich noch eine Vielzahl weiterer Verhaltensweisen und Äußerungen, die Sie als Angehörige herausfordern.

Rufen und Reden gegen Angst und Einsamkeit

Bettina Riedel wurde nach einem Sturz ins Krankenhaus eingewiesen. In ihrem Zimmer lag eine ältere Dame mit Demenz, die ununterbrochen redete. Frau Riedel lag in ihrem Bett und ertrug diese Dauerbeschallung stoisch, ohne ein Anzeichen von Genervtsein. Der Tochter jedoch ging sie nach einem anstrengenden Arbeitstag mit dem nicht enden wollenden Reden und Rufen gehörig auf die Nerven. Ihre freundliche Bitte, doch eine Pause einzulegen, half nichts. Ein energisches „Ruhe" führte lediglich zu einer verdutzten kurzen Ruhepause. Es hilft nichts, dachte sie und setzte sich zu ihr ans Bett, nahm Kontakt zu ihr auf und sprach sie direkt an. Sie verstummte, nahm ihre Hand und schaute sie dankbar an. Es entwickelte sich ein kleines Gespräch zwischen den beiden. Sie war ebenfalls gestürzt und lebte in einem Heim in einem anderen Stadtteil. Und sie fühlte sich einsam und hatte ganz offensichtlich Angst. Der Kontakt mit der Tochter von Frau Riedel beruhigte sie. Als sie ging, sagte die Tochter zu ihr, ihrer Mutter würde sie immer etwas mitbringen, ob sie ihr auch etwas mitbringen solle. Wie aus der Pistole geschossen antwortete sie: „Ja – Zwieback!" Bei ihrem nächsten Besuch hatte sie Zwieback dabei und gab ihn ihr. Sie daraufhin: „Oh das ist ja gut, ich dachte schon, du hättest es vergessen." Als sie entlassen wurde, weinte sie und hätte die Tochter am liebsten mitgenommen.

Als Hintergrund dieser kleinen Fallgeschichte ist zu vermuten, dass die Mitpatientin ängstlich und einsam war. Ein Krankenhausaufenthalt ist für alle älteren Menschen mit Demenz eine große Belastung und löst häufig

Angst, Unsicherheit und Verwirrtheit aus. Alles ist fremd und ungewohnt. Ist niemand da, der einen beruhigenden Kontakt aufnimmt, werden die Unruhe und Anspannung verstärkt. Reden und Rufen waren die Möglichkeiten der alten Dame, sich in ihrer Situation bemerkbar zu machen.

Eine ungewohnte Umgebung wie beispielsweise das Krankenhaus kann ebenso wie die oben genannten Gründe bei den Betroffenen zu „herausforderndem Verhalten" führen. Es kann auch dazugehören, dass die Betroffenen ihre Einrichtung, ihr Haus, ihr Zimmer nicht mehr erkennen und verwirrt und verunsichert sind.

„Ich will nach Hause"

Petra Hartmann sitzt neben ihrer Tochter auf der Bank vor der Pflegeeinrichtung, in der sie seit einigen Jahren lebt. Sie haben es recht gemütlich. Plötzlich fragt die Mutter: „Bist du mit dem Auto da?" „Nein ich habe seit einigen Jahren kein Auto mehr. Ich bin mit dem Rad gekommen." Nachdenkliche Pause. „Wo soll ich dich denn hinfahren?"

„Ich will nach Hause." „Ich kann mir ja ein Auto leihen, dann kann ich dich fahren." „Würdest du das für mich tun?" „Ja, klar." Entspannt lehnt Hartmann sich wieder zurück und kuschelt sich in den Arm ihrer Tochter.

Es könnte sich an dieser Stelle auch ein Gespräch über das Zuhause anschließen.

Häufig äußern Menschen mit Demenz diesen Wunsch. Hinter diesen und vielen ähnlichen Wünschen wie „Ich will heim", „Ich will zu meiner Familie", „… zu meiner Mutter", „… zu meinen Kindern" steht oft eine tiefe Sehnsucht nach Geborgenheit.

Er ist Ausdruck einer Sehnsucht nach einem Ort, an dem sich der Mensch geborgen fühlt oder geborgen gefühlt hat, und einer Sehnsucht nach Personen, die Geborgenheit gegeben haben. Damit sind oft die eigenen Eltern und das Kinderzuhause mit unbeschwerten Kindertagen gemeint. Es kommt auch vor, dass Betroffene von ihrem aktuellen Aufenthaltsort aufbrechen und mit sicherem Instinkt den Ort ihrer Kindheit suchen und tatsächlich auch finden.

„Wie findest du meine neue Wohnung?"

Waltraud Neugebauer bekommt Besuch von ihrer Tochter in ihrer Pflegeeinrichtung. Sie lebt dort schon seit 5 Jahren. Sie sitzt am Tisch und schaut aus dem Fenster. Nach einer Weile sagt sie „Wie findest du meine neue Wohnung?" „Schön," antwortet die Tochter „sie ist großzügig und hat eine schöne Terrasse." „Meinst du, ich kann hier bleiben?" „Ja klar, so lange du willst." „Das ist gut." Es folgen einige Beispiele zu einem Phänomen, das häufig vorkommt im Umgang mit Menschen mit Demenz:

Angehörige oder auch Freunde werden von dem Erkrankten nicht erkannt.

„Das haben Sie sehr gut gemacht, Schwester!"

Nils Krohn hat pflegt seine Mutter zu Hause. Sie sind in vielen Abläufen bei der täglichen Pflege ein gutes Team, und die Mutter genießt die umsichtige Pflege ihres Sohnes sehr. Dann sagt sie manchmal anerkennend zu ihm: „Das haben Sie sehr gut gemacht, Schwester!"

„Und wer sind Sie?"

Petra Stoll lebt in ihrer Wohnung und bekommt Besuch von ihrer Tochter.
Fragend schaut die Mutter die Tochter an: „Und wer sind Sie?"

„Schön, dass Sie da sind!"

Gertrud Müller bekommt Besuch von Christel Witte aus dem Kirchenkreis. Sie besucht sie seit einigen Jahren an drei Tagen in der Woche und hat auch oft ihren kleinen Hund dabei.
Bei einem ihrer Besuche sagt Gertrud Müller zu ihr „Wer sind Sie?", und ehe Christel Witte antworten kann, sagt Gertrud Müller: „Schön, dass Sie da sind!"

In diesen Situationen ist es sinnlos, gekränkt zu sein, dass die eigene Mutter Sohn oder Tochter nicht erkennt. Im ersten Beispiel drückt der Begriff „Schwester" für den Sohn eine volle Anerkennung für gute fürsorgliche Pflege aus. So versteht er es auch und freut sich darüber. Im zweiten Beispiel hilft am besten zur Begrüßung zu sagen, wer man ist, beispielsweise: „Hallo Mutter, ich bin's, Kathrin, deine Tochter".

In der dritten Fallgeschichte kommt ein Wiedererkennen zum Ausdruck, das mit angenehmen Gefühlen verbunden ist. Ich weiß zwar den Namen nicht, aber es ist schön und angenehm, dass diese Person da ist.

„Du sollst mich füttern." Die Suche nach Bindung

Maria Klose sitzt beim Mittagessen vor einem vollen Teller Suppe. Im Grunde genommen kann sie sehr gut alleine essen. Sie fasst ihr Besteck nicht an, stattdessen ruft sie laut und mit großer Beharrlichkeit: „Helga, du sollst mich füttern!" Helga ist die soziale Betreuung in Frau Kloses Wohnbereich. „Frau

Klose, Sie können doch alleine essen." Frau Klose insistiert noch lauter: „Helga,
du sollst mich füttern!" Sie gibt erst Ruhe, als Helga sich zu ihr setzt, ihr den
Löffel in die Hand gibt und ihr beim Essen Gesellschaft leistet. Es folgt noch ein
leiser Protest und Frau Klose isst ihre Suppe auf.

An dieser Fallgeschichte ist bedeutsam, dass Helga sich neben Frau Klose
setzt, ihren Wunsch nach Nähe aufnimmt und sie nicht füttert, sondern
diese Form der Eigenständigkeit weiter unterstützt.

Misstrauen und Verdächtigungen werden am häufigsten gegenüber den
engsten Angehörigen geäußert. Es kann aber auch Mitarbeiterinnen und
Mitarbeiter eines Pflegedienstes oder einer Einrichtung treffen.

„Du hast mein Portemonnaie weggenommen!"

Als der Sohn Grete Bach zu Hause besucht, trifft er diese ganz aufgelöst und
aufgeregt an. „Mein Portemonnaie ist weg. Du hast mein Portemonnaie
weggenommen." Es ist an dieser Stelle zwecklos, Überzeugungsarbeit dahingehend zu leisten, dass der Sohn ihr niemals das Portemonnaie wegnehmen
würde. Ebenso zwecklos wäre es, diese Anschuldigung persönlich zu nehmen
und gekränkt und verletzt auf diese Unterstellung zu reagieren. Erstens
würde Frau Bach dies nicht verstehen und zweitens wäre sie beschämt und
würde sich verlassen und zurückgewiesen fühlen. Das kann der Sohn nicht
wollen. Er beruhigt die Mutter und sagt: „Lass uns beide zusammen noch einmal gründlich schauen. Ich helfe dir suchen." Das Portemonnaie findet sich
wieder an. Es liegt sicher im Kühlschrank. Frau Bach ist glücklich, dass ihr ver-
misstes Portemonnaie wieder da ist. Die Verdächtigungen sind vergessen.

Aussagen sollte man nicht an Fakten orientieren und korrigieren, sondern
beachten als „das ist jetzt ihre Realität". Über Fakten zu diskutieren ist nicht
mehr möglich und hilft oft nicht weiter.

„Die Putzfrau hat meine Kreditkarte geklaut."

Rita Sonnenberg will noch einmal verreisen. Sie hat eine Reise nach Hurghada
gebucht. Sie ist dabei, den Koffer zu packen und ihre Tochter ist gekommen,
um ihr zu helfen. Sie wird bei ihrem Eintreffen sofort mit Empörung
empfangen: „Die Putzfrau hat meine Kreditkarte geklaut. Ich habe sie schon
sperren lassen und mir eine neue bestellt." Die Diskussion darüber, was denn
die Putzfrau mit ihrer Kreditkarte soll, heizt die Stimmung nur noch weiter an.
Nach einer Weile lassen die beiden das Thema fallen, das Packen erfordert die
volle Aufmerksamkeit. Der Tochter lässt das Ganze keine Ruhe und sie beginnt
systematisch nach der verlorenen Kreditkarte zu suchen und findet sie auch.

Frau Sonnenberg ist begeistert und reist mit ihrer verloren geglaubten Kreditkarte nach Ägypten ab. Wenige Tage nach der Abreise steckt in der Post die neue Ersatzkreditkarte. Es ist also klar, die Mutter hat die Kreditkarte tatsächlich als verloren gemeldet und eine neue beantragt und sie ist in Ägypten mit einer gesperrten Karte unterwegs. Die Tochter ist einen halben Tag damit beschäftigt herauszubekommen, wie sie die Ersatzkarte der Mutter sicher nach Ägypten schicken kann. Sie findet einen Dienstleister und die Karte geht – gut versichert – auf die Reise.

Sie kann nur hoffen, dass das Personal vor Ort herausfinden wird, welche der beiden Karten gültig ist und belastet werden kann. Die Mutter kommt etwas angestrengt von dieser Reise zurück. Sie hat selber gespürt, dass sie sich überfordert hatte, hatte es aber noch einmal wissen wollen. Die neue Kreditkarte war sicher in ihrem Hotel angekommen und Frau Sonnenberg hatte die Reisegesellschaft mit ihren beiden Karten eine Stunde aufgehalten, bis die gültige Karte erkannt worden war.

In der Reaktion auf herausforderndes Verhalten geht es immer darum, die Hintergründe des Verhaltens zu ergründen und nicht in Abrede zu stellen und die Betroffenen in ihrer Persönlichkeit ohne Wertung anzuerkennen und zu stärken. Wir stärken sie, indem wir sie in ihrer Welt so wahrnehmen, wie sie sich selbst erleben und ihnen authentisch und mit Mitgefühl und Ideenreichtum begegnen.

Eine andere Form der Reaktion ist das Spiegeln. Damit ist gemeint, mit derselben Energie und Körperhaltung zu antworten. Das eignet sich besonders bei aggressiven Ausbrüchen. Ein Beispiel soll das illustrieren.

„Das warst Du!!!"

Erna Klamke lebt mit der Tochter zusammen in einem Haus. Die Mutter wohnt oben und die Tochter unten. Die Tochter ist Vollzeit berufstätig. Auch wenn sie tageweise zu Hause arbeiten kann, gibt es etliche Tage, an denen sie nicht zu Hause ist. Als die Tochter merkt, dass die Mutter zunehmend hilfloser, orientierungsloser und vergesslicher wird, bemüht sie sich um einen Pflegedienst. Frau Klamke lehnt alle Hilfe ab. Die Tochter gibt nicht auf und als sie merkt, dass die Mutter ihre Medikamente nicht regelmäßig nimmt, beantragt sie medizinische Pflege. Der Pflegedienst kommt am Morgen, um Frau Klamke die Medikamente zu verabreichen und überzeugt Frau Klamke, ihre Medikamente vor seinen Augen einzunehmen. Als die Tochter am Abend heimkommt, kommt die Mutter wutschnaubend auf sie zugerauscht und schreit sie lautstark an: „Da war heute einer da – und das warst Du!!!" Die Tochter ist zunächst geschockt von Ausmaß und Heftigkeit der Aggression. Dann besinnt sie sich, atmet tief durch und schreit in derselben Heftigkeit und Lautstärke ohne Vorwurf ganz sachlich zurück: „Das ist doch gut, dass wir in einem Land leben, in dem Leute kommen und sich kümmern." Die Mutter stutzt und dreht sich um und geht. Tage später hört die Tochter, wie Frau Klamke zur Nachbarin sagt: „Es ist doch gut, dass wir in einem Land leben, in dem Leute kommen und sich kümmern."

Ein Tipp, mit der gleichen Energie und Lautstärke zurückzubrüllen, mag vielleicht befremdlich erscheinen. Doch wenn die Antwort ohne Vorwurf und ohne Zorn lediglich als Sachinformation mit derselben Lautstärke und Energie zurückkommt, wird dem Menschen mit Demenz schon deutlich, mit welchem „Wumms" er gerade agiert hat.

Hinzu kommen Aktionen der Menschen, die uns stark fordern und auch Überwindung oder Erfindungsgeist kosten, mit ihnen umzugehen.

Klo im Schrank

Otto Hinze lebte bei seinem Sohn mit im Haus und wurde von der Familie betreut. Eines Tages entdeckten sie, dass der Opa sein Geschäft nicht mehr in der Toilette, sondern im Kleiderschrank gemacht hatte. Das war keine schöne Entdeckung. Sie nahmen an, dass der Opa mit fortschreitender Demenz den Weg zur Toilette nicht mehr gefunden hat. Sie haben ihm deshalb den Weg zur Toilette erklärt und mit ihm geübt. Doch erneut fanden sie Opas Geschäft im Kleiderschrank. Im Familienrat musste besprochen, wie die Familie damit umgehen wollte. Es war für alle offensichtlich, dass der Opa den Weg zur Toilette nicht mehr wusste und nun den nahe gelegenen Kleiderschrank als Örtchen auserkoren hatte. Ihm eine Windel umlegen wollten sie auch nicht. Sie fanden einen Opa mit Windeln würdelos. „Wieso räumen wir dann nicht den Kleiderschrank aus und lassen ihn einfach?" fragte der Enkel. Die praktikabelste Lösung erschien dem Familienrat tatsächlich, dem Vorschlag des Enkels zu folgen, für den Opa den Kleiderschrank auszuräumen und für ihn als sein Örtchen mit einem Toilettenstuhl auszurüsten und mit Papier auszulegen.

Der Familienrat hatte eine Lösung gefunden, die die Situation für alle erträglich macht, und alle ersparen sich täglichen Ärger. Herr Hinze hat das neue Örtchen bis zu seinem Tod genutzt.

Ein Thema, das viele Angehörige belastet, soll nicht ausgespart werden:

Das Verschmieren von Kot im Zimmer und an den Wänden treibt Angehörige oft in die Verzweiflung und kann zahlreiche verschiedene Ursachen haben. Mit dem Hausarzt, der Hausärztin sind vor allem organische Ursachen wie beispielsweise die Nebenwirkungen von Schmerzmitteln zu prüfen. Ist der Mensch mit Demenz nicht mehr orientiert und findet die Toilette nicht oder kann mit dem Toilettenpapier nichts anfangen, dann sollte gemeinsam überlegt werden, welche Alternativen gefunden werden können.

„Kein Klopapier!"

Sabine Fricke war nach einem Herzinfarkt im Krankenhaus in der geriatrischen Reha zur Behandlung. Als die Tochter sie besuchen wollte, wurde sie vom Pflegepersonal angesprochen. Mit ihrer Mutter sei etwas vorgefallen. Sie habe die Wände des Badezimmers mit Kot beschmiert.

Sie sei selbstständig auf die Toilette gegangen und dabei sei es passiert. Eigentlich sollte sie aber auch gar nicht allein zum WC losmarschieren, sondern klingeln. Für die Tochter war diese Nachricht ein Schock und eine echte Peinlichkeit. So kannte sie ihre Mutter nicht. Die Mutter antwortete auf die Frage der Tochter, was da passiert sei, empört: „Ich kam nicht an das Klopapier!" Sie hat dann wohl aus Wut die Fliesen mit ihrem Kot beschmiert. Vor der Entlassung aus dem Krankenhaus machten Sohn und Tochter ebenfalls die Entdeckung bei ihr zu Hause, da war auch der Innenrand des WCs mit der inzwischen angetrockneten braunen Masse bestrichen. Die Tochter hat es entsetzt, der Bruder trug es mit Fassung. Die beiden haben dann etwas angeekelt entschieden, zur Entlassung der Mutter und zu ihrer Begrüßung die Wohnung einmal gründlich putzen zu lassen und sie haben das Klopapier leicht erreichbar in ausreichender Menge neben der Toilette deponiert.

Das Schmieren mit Kot kann auch psychische Ursachen haben.

„Scheißzimmer"

Nachdem es deutlich geworden war, dass Gerda Bruns nicht mehr in ihren eigenen vier Wänden und auch nicht bei ihren berufstätigen Kindern sein konnte, stimmte sie einem Umzug in eine Pflegeeinrichtung zu. Das einzig freie Zimmer war ein dunkles Loch. Es war schmal, vor dem Fenster standen große Bäume und nahmen das Licht und das Zimmer war schlecht ausgeleuchtet. Kaum hatte Frau Bruns das Zimmer bezogen, begann das Malheur. Zuerst breitete sie ihre nassen gebrauchten Vorlagen im Zimmer auf den Möbeln aus und es stank entsetzlich nach Urin. Als Steigerung beschmierte sie die Wände im Bad mit Kot.

Sie ließ sich hängen, stand nicht auf und machte insgesamt einen niedergeschlagenen Eindruck. Kurze Zeit später wurde ihr ein größeres Zimmer angeboten. Die Tochter ging vormittags an ihr Bett: „Mutter, du kannst in ein größeres Zimmer umziehen!" So schnell war ihre Mutter noch nie aufgestanden. Sie nahm das größere und hellere Zimmer mit einem geräumigen Bad und einer großen Terrasse in Augenschein und stimmte dem Umzug zu. Sie schaute dem munteren Treiben anlässlich ihres Umzuges gelassen zu und saß wie die Königinmutter mittendrin.

Als alle Möbel umgeräumt und das Zimmer wieder hergerichtet war, sagte sie: „Und? Gibt es jetzt was zu trinken?"

Mit Kot beschmierte Wände und verteilte Vorlagen sind seitdem nicht mehr vorgekommen. Offensichtlich war Frau Bruns froh, aus diesem dunklen „Scheißzimmer" ausgezogen zu sein.

Jeder Mensch mit Demenz ist einzigartig und jedes Verhalten hat einen individuellen Hintergrund. Auch bei solchen „peinlichen" Geschichten können Sie sich Rat holen beim Pflege- und Betreuungspersonal oder bei den Alzheimer-Gesellschaften. Scheuen Sie sich nicht, auch in Internetforen um Rat zu fragen. Diese Erfahrungen haben viele Angehörige gemacht und Sie könnten von deren Erfahrungen profitieren, wenn Sie Mut haben, darüber zu berichten.

Es gibt zahlreiche Berichte von Angehörigen über das Leben mit einem Menschen mit Demenz und von Dialogen, die sich zwischen den beiden entwickeln. Einer hat mich wegen der Lösung durch den Angehörigen besonders beeindruckt.

Eine Szene aus dem Buch „Der Apfelbaum" von Christian Berkel macht Mut, in der Kommunikation fantasievoll und kreativ zu sein.

Er beschreibt darin ein Telefonat mit seiner Mutter. Sie fragt ihn nach der Adresse eines bestimmten Restaurants in Berlin. Es dauert eine Weile, bis er herausbekommt, was sie vorhat. Endlich lüftet sie das Geheimnis: Sie sei dort mit Putin verabredet und verlangt von ihrem Sohn, dass er ihr die Telefonnummer und Adresse des Lokals nennt. Er versucht, das Gespräch mit ihr zu beenden, um sich scheinbar zu erkundigen und sie zurückzurufen. Sie beharrt darauf, er möge dort im Restaurant mit seinem Handy anrufen, damit sie das Gespräch am Telefon verfolgen kann. Er hat keine Chance, zu entkommen, nimmt sein Handy und tut so, als riefe er im Restaurant an. Am Ende teilt er seiner Mutter mit, er hätte im Restaurant gerade erfahren, dass Putin wegen eines anderen wichtigen Termins abgesagt habe. Die Mutter ist erleichtert. Sie hätte schon den ganzen Morgen überlegt, was sie denn anziehen solle und sei jetzt ganz froh, dass der Termin nun doch nicht stattfinde.

Es hilft enorm, wenn es gelingt, den vielen teilweise skurrilen Situationen auch eine lustige Seite abzugewinnen. Lachen ist immer noch die beste Medizin!

Der Hund

Holger Westhoff war der langjährige Lebensgefährte von Frau Nickel, dessen Demenz-Erkrankung irgendwann wenige Jahre nach seinem 70. Geburtstag auffiel. Er marschierte vor dem Frühstück regelmäßig los, um Zeitung und Brötchen zu besorgen, doch immer häufiger kam er leicht verwirrt zurück und war sich nicht sicher, ob er alles „richtig gemacht" hatte. Immerhin war er in der Lage, den Weg zu finden.

Für Frau Nickel wurde es zunehmend schwierig, trotz zahlreicher Hilfskonstrukte den Alltag mit ihm zu gestalten. Ihre Kinder rieten ihr immer, auch mal an sich zu denken und eine Auszeit zu nehmen. Holger könne doch in dieser Zeit in eine Einrichtung zur Kurzzeitpflege ziehen.

Das wollte sie nicht, obwohl es mit Holger Westhoff zunehmend schwieriger wurde. Doch dann stand bei Frau Nickel eine Operation an, für die sie ins Krankenhaus eingewiesen werden musste. Für Holger Westhoff musste eine Lösung gefunden werden. Er zog während dieser Zeit auf Empfehlung des Arztes in ein Pflegeheim ein.

Frau Nickel wurde nach dem Krankenhausaufenthalt von ihren Kindern erfolgreich überredet, eine Woche Auszeit zu nehmen, um sich ein wenig zu erholen. Familie und Freunde einigten sich auf einen Besuchsplan, sodass sie beruhigt war und Holger Westhoff im Heim täglich jemanden Bekanntes sah. Es stellte sich heraus, dass er tatsächlich noch jede Person erkannte, obwohl er alle Familienmitglieder an einem relativ unbekannten Ort traf.

An einem Besuchstag, der der Tochter von Frau Nickel zugeteilt war, besuchte sie mit ihm die Cafeteria im Haus. Holger fragte, ob er denn bald wieder nach Hause könne. Er vermisse seinen Hund, einen Schäferhund. Holger besaß weder zu diesem Zeitpunkt einen Hund noch hatte es während seines Erwachsenenlebens oder seiner Kindertage einen Hund in seinem Haushalt gegeben. Selbstverständlich konnte sie verstehen, dass er seinen Hund vermisste (Validation).

Auf dem Weg zu seinem Raum sagte Frau Nickels Tochter, dass seine Liebste – Frau Nickel – nun bald wieder zurück sei und er dann auch wieder nach Hause zu seinem Hund könne. Er sah sie entsetzt an und meinte energisch: „Willst du mich auf den Arm nehmen? Ich hab doch gar keinen Hund."

Toleranz – Wertmaßstäbe hinterfragen

Es gibt Verhaltensweisen, die man durchaus ertragen lernen muss, um die Eigenständigkeit und Autonomie der Betroffenen zu stützen. Es folgen einige wenige Beispiele.

Dazu gehören besonders beim Essen das Essen mit der Hand, wenn es mit Besteck schwierig wird. Das Greifen ganzer Tortenstücke, wenn sie nur in Umrissen wahrgenommen werden oder das Naseputzen im Ärmel oder in der Serviette gehören ebenfalls dazu.

Das Ein- und Ausräumen von Schubladen oder Schränken dürfen wir nicht mit unseren Maßstäben bewerten, sondern es stellt für die Betroffenen eine sinnvolle Beschäftigung dar.

Erweitern Sie ihre Wertvorstellungen und ihren Toleranzbereich. Das wird sehr zum Wohlbefinden ihrer Angehörigen beitragen.

Es ist nicht wichtig das, Verhalten zu korrigieren.

Auch Schimpfen hilft nicht, sondern demütigt nur und verweist wieder einmal deutlich auf Defizite.

Für die Angehörigen ist es oft schwer, sich nicht angegriffen zu fühlen. Doch für den Menschen mit Demenz ist es um ein Vielfaches schwerer festzustellen, dass er nicht mehr die Kontrolle über sein Leben hat und seine Autonomie eingebüßt hat. Umso wichtiger ist es ihm, so viel Selbstständigkeit wie möglich zu erhalten – auch wenn es dauert oder er kleckert.

5.3   Tipps für Angehörige

1. Herausforderndes Verhalten hat meistens eine Ursache.

Hinweise zur Ursachenforschung
Für die Ursachenforschung herausfordernder und merkwürdiger Situationen sind das Einfühlen in die Situation der Betroffenen und die Resonanz gute Wegweiser:

• Was fühle ich als beobachtender Angehöriger, als beobachtende Ange-
  hörige, wenn ich diese Situation wahrnehme, höre, sehe?
• Wie ist meine Resonanz auf die Situation?
• Welche Handlungsimpulse kommen in mir auf?
• An welcher Stelle habe ich den Menschen mit Demenz möglicherweise
  überfordert?

Folgende Hinweise können für die Ursachenforschung als eine innere Checkliste dienen.

Sind *Grundbedürfnisse* gestört durch: Schmerzen, Hunger, Durst, Schlaf-störungen, Müdigkeit, Unbehagen, Hose voll oder nass?

Beeinträchtigen *unangenehme Gefühle:* Langeweile, Eifersucht, Sehnsucht, Hilflosigkeit, Angst, Ärger, Frustration, Wut, Aggression, Niedergeschlagen-heit, Resignation?

Gibt es ungünstige Einflüsse aus dem *Umfeld:* Raumtemperatur, Lichtver-hältnisse, Enge und andere räumliche Beschränkungen, zu viele Geräusche, Lärm, Unruhe, zu viele Menschen?

Ist die persönliche Situation gekennzeichnet durch: Überforderung, Unter-forderung, Einsamkeit, Behinderung eigener Aktivitäten und der Auto-nomie, Misserfolge, Verletzungen der Würde, fehlende Anerkennung, Wertschätzung und liebevolle Zuwendung?

Diese Zusammenstellung erhebt keinen Anspruch auf Vollständigkeit. Ergänzen Sie Ihre Listen, wenn Ihnen zusätzliche Punkte einfallen.

2. Tipps mit Hilfen zu schwierigen Verhaltensweisen erhalten Sie in der
   Broschüre „Leben mit Demenzkranken – Hilfen für schwierige Verhaltensweisen im Alltag"; Deutsche Alzheimer Gesellschaft e. V. Selbsthilfe Demenz.

3. Suchen Sie sich Hilfe und Beratung, wenn es zu Problemen kommt oder Sie sich mit der Situation überfordert fühlen. Sie können sicher sein, Sie sind mit diesen Themen nicht allein, sondern befinden sich in bester Gesellschaft mit allen Angehörigen, die die Herausforderung angenommen haben, einen Menschen mit Demenz zu begleiten. Allen Angehörigen gebührt dafür höchster Respekt und Anerkennung!

5.4   Kommunikation

Kommunikation ist ein menschliches Grundbedürfnis. Sie ermöglicht Austausch von Nachrichten, Gedanken, Ideen, Meinungen, Gefühlen, Sorgen, Befindlichkeiten und Vorstellungen. Sie trägt dazu bei, Beziehungen einzugehen und zu pflegen. Der Mensch ist darauf angewiesen, sich mitzuteilen und auszutauschen und in Beziehung zu anderen Menschen zu stehen.

Die Demenz schränkt im Verlauf der Erkrankung die Fähigkeit zum sprachlichen Austausch mehr und mehr ein. Am Beginn fallen Wortfindungsstörungen auf. Später behindert der Gedächtnisverlust den sprachlichen Austausch und ganz am Ende geht die Fähigkeit zu sprechen verloren. Es bleiben jedoch die Verbindung und der Austausch auf der Gefühlsebene bis zum Schluss.

Mit den Einschränkungen im sprachlichen Ausdruck geht ein hohes Maß an Lebensqualität verloren. Die Möglichkeiten, eine Beziehung auf einer sprachlichen Ebene zu leben, werden geringer. Das bedeutet für Angehörige, Pflegende und Betreuende, dass sie sich immer wieder im Prozess neu auf die Menschen mit Demenz einstellen und die Kommunikationswege daraufhin abstimmen müssen. Zu Beginn der demenziellen Entwicklung sind Gespräche weiterhin möglich und zum Ende werden Berührung und die nichtsprachlichen Ausdrucksmöglichkeiten wie Mimik, Gestik und Tonlage wichtiger.

Kommunikation hat immer verschiedene Wege und Ausdrucksmöglichkeiten: Sprache, Stimmlage, Tonfall, Mimik, Gestik und Körperhaltung. Vom Wiener Psychologen Watzlawick stammt der Satz „Man kann nicht nicht kommunizieren". Auch ein „Nicht sprechen" kann eine Botschaft über die Körpersprache vermitteln: sich abwenden, mit den Achseln zucken, mit dem Kopf nicken, die Augen schließen. Es gibt viele Gesten, die auch ohne Worte wichtige Botschaften übermitteln. Auch ein Rückzug von einem Menschen mit Demenz bedeutet nicht immer gleich Ablehnung. Es erscheint auf den ersten Blick paradox, doch oft bedeutet es vielmehr das Gegenteil: Dieser Mensch braucht auch Ansprache, Berührung und Fürsorge und kann wohlmöglich seine Bedürftigkeit nicht anders ausdrücken.

5.4.1 Tandem-Kommunikationsmodell

Haberstroh et al. gehen in ihrem Tandem-Kommunikationsmodell von vier Schritten aus:

> „1. Darbietung: Ein Sender bietet eine Information dar.
> 2. Aufmerksamkeit: Ein Empfänger richtet eine Aufmerksamkeit auf den Sender und die gegebene Information.
> 3. Verstehen: Der Empfänger versteht die Information.
> 4. Behalten: Der Empfänger behält die Information.
> Nur wenn der Empfänger die Information mit Aufmerksamkeit bedacht, verstanden und behalten hat, kann er die Kommunikation umdrehen, eine Antwort darbieten und selbst zum Sender werden. Die Antwort ist das Zeichen, dass die Information geglückt ist."
> (Haberstroh et al., 2016, S. 28)

Dieses Modell macht ganz deutlich, dass jeder Schritt erst abgeschlossen werden sein sollte, bevor der nächste Schritt beginnt innerhalb der Kommunikation.

5.4.2 Informationsquadrat von Schulz von Thun

Eine Ergänzung ist das Informationsquadrat von Friedemann Schulz von Thun. Jede Äußerung enthält vier Botschaften gleichzeitig:

- eine Sachinformation (worüber ich informiere),
- eine Selbstkundgabe (was ich von mir zu erkennen gebe),
- einen Beziehungshinweis (was ich von dir halte und wie ich zu dir stehe),
- einen Appell (was ich bei dir erreichen möchte).

Ausgehend von dieser Erkenntnis hat Schulz von Thun 1981 die vier Seiten einer Äußerung als Quadrat dargestellt.

Die vier Ebenen der Kommunikation
Auf der **Sachebene** des Gesprächs steht die Sachinformation im Vordergrund, hier geht es um Daten, Fakten und Sachverhalte. Die Herausforderung für die Senderin, den Sender besteht auf der Sachebene darin, sich klar und verständlich auszudrücken. Klare, einfache Kommunikation mit Menschen mit Demenz ist besonders wichtig.

Für die **Selbstkundgabe** gilt: Wenn jemand etwas von sich gibt, gibt er auch etwas von sich preis: Gefühle, Werte, Eigenarten und Bedürfnisse.

Der Empfänger, die Empfängerin nimmt diese Botschaft auf und fragt sich: Was ist das für ein Mensch? Wie ist er gestimmt? Was ist mit ihm?

Auf der **Beziehungsseite** gibt jeder zu erkennen, wie er zum anderen steht. Diese Beziehungshinweise werden durch Formulierung, Tonfall, Mimik und Gestik, Nähe und Abstand vermittelt. Der Empfänger, die Empfängerin fühlt sich durch die auf Beziehungsseite eingehenden Informationen wertgeschätzt oder abgelehnt, missachtet oder geachtet, respektiert oder gedemütigt. Der Beziehungsseite kommt in der Kommunikation von Menschen mit Demenz eine besondere Bedeutung zu. Sie sind gerade für die Beziehung und die emotionalen Inhalte der Botschaft besonders feinfühlig.

Die Einflussnahme auf die Empfängerin bzw. den Empfänger geschieht auf der **Appellseite.** Wenn jemand das Wort ergreift, möchte er in aller Regel etwas erreichen. Er äußert Wünsche, Appelle, Ratschläge oder Handlungsanweisungen.

Mit dem Appell-Ohr fragt sich die Empfängerin bzw. der Empfänger: Was soll ich jetzt (nicht) machen, denken oder fühlen? Die Botschaft für Menschen mit Demenz sollte deshalb klar, kurz und eindeutig sein.

Siehe auch https://www.schulz-von-thun.de/die-modelle/das-kommunikationsquadrat (Abruf 21.08.2020).

Für die Kommunikation mit Menschen mit Demenz ist es wichtig, die vier Schritte Senden – die Aufmerksamkeit des Empfängers wahrnehmen – abwarten bis die Botschaft verstanden ist, auch behalten wurde und – eine Reaktion erfolgt, zu beachten.

Das bedeutet, dass Angehörige Zeit haben müssen, sich auf ein langsames Verarbeitungstempo der Betroffenen einzustellen. Oft kann man dem Gegenüber ansehen, wie es in ihm arbeitet. Dabei ist es wichtig, kurze Sätze zu wählen, aufmerksam zu beobachten, ob sie angekommen sind, Pausen zu machen und die Kernbotschaft zu wiederholen.

Frühstück

„Guten Morgen, Herr Pohl". Pause und abwarten, bis die Begrüßung angekommen ist. „Es gibt Frühstück". Wieder abwarten, bis der Satz angekommen ist. „Frühstück." Die Kernbotschaft wiederholen.

Sie merken im Gespräch an den Reaktionen des Menschen mit Demenz, ob Sie das richtige Tempo gewählt haben. Kann er oder sie dem Gespräch nicht mehr folgen und fühlt sich überfordert, wird er oder sie sich zurückziehen. Das werden Sie ihm oder ihr ansehen.

Das Informationsquadrat zeigt auf, dass in jeder Botschaft auch das Zwischenmenschliche mitschwingt. Dabei ist eine empathische und wertschätzende Grundhaltung hilfreich sowie ein respektvoller und liebevoller Umgang mit den Betroffenen. Menschen mit Demenz haben feine Antennen für die emotionalen Schwingungen und die Art der Beziehung, die Menschen zu ihnen haben. Sie sind auf diese Informationen angewiesen, denn sie sind wichtig für das Gefühl von Sicherheit, Halt und Bindung.

Gelingende Kommunikation mit Angehörigen mit Demenz erfordert deshalb Achtsamkeit, Zeit und eine ruhige Atmosphäre. Eine ruhige Atmosphäre tut im Grunde genommen allen Beteiligten gut. Eine schnelle Kommunikation im Dauerlauf und Stress nebenbei irritiert und verletzt die Betroffenen und grenzt sie aus, weil sie in diesem Tempo nicht folgen können.

Die Kontaktaufnahme

Die Kommunikation beginnt mit einer deutlichen Begrüßung. Das kann ein gut vernehmbares fröhliches „Moin – Hallo – Guten Morgen" sein. Wählen Sie die passende Anrede im Kontakt mit den Angehörigen. Die Begrüßung kann unterstützt werden durch ein freundliches Lächeln, einen Handschlag oder eine Berührung am Arm. Wichtig ist, dass Sie von vorne an den Menschen herangehen und ihn anschauen. Wir nehmen Blickkontakt mit den Betroffenen auf, um wahrzunehmen, ob der oder die Betroffene bereit ist mit uns zu kommunizieren. Beim Blickkontakt ist entscheidend, dass wir uns auf Augenhöhe bewegen und uns zu unseren Angehörigen so positionieren, dass wir ihnen in die Augen schauen können. Dann weiß der bzw. die Betroffene auch sicher, dass er oder sie als Gesprächspartner gemeint ist und wir sind sicher, dass unser Gegenüber bereit ist, uns Aufmerksamkeit zu schenken.

Gesprächsführung

Um den Menschen mit Demenz zu erreichen, müssen wir unsere Ausdrucksweise und unsere Art, mit ihm zu kommunizieren, den Auffassungsmöglichkeiten des Menschen mit Demenz anpassen. Wichtig ist, dass wir ruhig fragen und uns Zeit nehmen, um auf die Antwort zu warten.

- Langsam und deutlich sprechen und kurze prägnante Sätze formulieren. Zwischendurch eine kleine Pause einlegen, Blickkontakt halten und abwarten, ob das Gegenüber folgen kann.
- Die Stimme der Stimmung anpassen. Am besten ist eine ruhige und gelassene Stimmung ohne Stress oder andere negative Gefühle.
- Emotionales, Mimik, Gestik und Tonlage müssen zum Gesagten passen.

- Passt beides nicht zusammen, verwirren wir unser Gegenüber.
- In der Körperhaltung zugewandt, im Tonfall ruhig, wertschätzend und respektvoll wäre die ideale Haltung im Gespräch mit Betroffenen.
- Menschen mit Demenz sind sensibler, störbarer und leichter zu überfordern, deshalb ist es für die Kommunikation besser, Nebengeräusche zu vermeiden und Störungen wie Radio, Fernsehen oder andere Nebengeräusche auszuschalten.
- Musik hören und gleichzeitig miteinander sprechen kann schon eine Überforderung sein.
- Viele Anregungen für ein gelingendes Gespräch mit Menschen mit Demenz können im Grunde genommen auch für Gesunde gelten. Es gäbe dann sicherlich weniger Missverständnisse.

Gesprächssituationen

- Für Vorbereitung auf Aktivitäten oder Termine großzügig Zeit einplanen, damit nicht ein Engpass entsteht und unnötig gedrängelt und gehetzt werden muss.
- Eindeutige Informationen geben. Lange Schachtelsätze vermeiden.
- Stellt der oder die Betroffene immer wieder die gleiche Frage, kann sie ruhig beantwortet werden. Weiß man aus der Lebensgeschichte, welche Antwort ihn oder sie beruhigen würde, sollte man diese ruhig mehrfach geben.
- Keine Antwort geben auf eine Frage, die gar nicht gestellt wurde.

Regina Milde wirkt traurig – dann ist es sinnlos, „gleich gibt es Essen" zu sagen

Besser wäre es, die Traurigkeit zu benennen. Wir wissen nicht, wo und in welcher Zeit sie sich in ihren Erinnerungen gerade befindet. Deshalb passt es, eine Antwort zu geben wie: „Frau Milde, Sie sehen so traurig aus. – Ja, in Ihrem Leben war es auch nicht immer einfach", und sie dann zu trösten.

Auch die Aufforderung zum Nachdenken hilft bei schnellem Vergessen und dem Verlust des Kurzzeitgedächtnisses nicht.

„Denk doch mal nach! Wie war das noch?" Dieser Satz quält einen Menschen mit Demenz. Er wird stark mit seinen Defiziten konfrontiert und fühlt sich ausgegrenzt.

Tee mit Milch

Katharina Kurz trinkt gerne zu allen Tageszeiten Tee mit Milch.

Sie freut sich jedes Mal über die Frage: „Möchtest du den Tee mit Milch?" und die Tochter freut sich jedes Mal, wenn sie ein strahlendes „Ja" bekommt. Frau Kurz fühlt sich angenommen und hat das Gefühl, „meine Tochter weiß, was für mich gut ist. Sie sorgt gut für mich."

Es wäre eine ganz andere Erfahrung für Frau Kurz, wenn ihr wortlos eine vorbereitete Kanne mit Milch vor die Nase gestellt würde. Das positive Gefühl von Angenommensein und Wahrgenommenwerden stellt sich nicht ein.

Am Abend trinkt sie manchmal auch Kräutertee.

Sie wird deshalb jeden Abend gefragt: „Möchtest du lieber Kräutertee oder schwarzen Tee mit Milch?" Sie trifft jeden Abend eine Entscheidung. Es vermittelt ihr Selbstbestimmung und das tut ihr gut.

Wichtig für alle Beziehungen und den Austausch mit Menschen mit Demenz: Der emotionale Ausdruck und das Erfassen emotionaler Anteile an der Kommunikation bleiben erhalten und können uns helfen, den Menschen zu verstehen und uns mit ihm von Herz zu Herz auszutauschen.

Ein von Herzen kommendes „Ich habe dich lieb" lässt alle erstrahlen.

5.5   Tipps für Angehörige

1. Nehmen Sie sich Zeit – und nehmen Sie Entschleunigung als Geschenk (das ist schwer – tut aber gut).
2. Sprechen Sie mit Ihren Angehörigen auf Augenhöhe im wahrsten Sinne des Wortes und halten Sie Blickkontakt.
3. Seien Sie authentisch. Das bedeutet: Das gesprochene Wort, Gefühl, Gestik und Mimik sowie der Tonfall passen zusammen und sind nicht gespielt oder ironisch.
4. Formulieren Sie klare einfache Sätze. Wiederholen Sie die Kernbotschaft.
5. Lassen Sie Ihren Angehörigen Zeit zur Verarbeitung und für die Antwort.
6. Helfen Sie bei Wortfindungsstörungen.
7. Sprechen Sie nicht über die Betroffenen, sondern mit ihnen.

Literatur- und Internethinweise

Geiger, A. (2017). *Der alte König in seinem Exil* (2. Aufl.). dtv.

Pigorsch, M. (2018). *Diagnose Demenz*. Springer.

Haberstroh, J., Neumeyer, K., & Pantel, J. (2016). *Kommunikation bei Demenz* (2. Aufl.). Springer (Erstveröffentlichung 2011).

Richard, N., & Richard, M. (2016). *Integrative validation* (2. Aufl.). Eigenverlag IVA.

Petzold, H. (Hrsg.). (1985). *Mit alten Menschen arbeiten. Reihe Leben lernen Nr. 57.* Pfeiffer.

König, J., & Zemlin, C. (2016). *100 Fehler im Umgang mit Menschen mit Demenz*. Schlütersche Verlagsgesellschaft.

Lange, E. (2017). *Demenz*. Gräfe und Unzer.

Deutsche Alzheimer Gesellschaft e. V. Selbsthilfe Demenz. (2018). *Leben mit Demenzkranken – Hilfen für schwierige Verhaltensweisen im Alltag.*

http://www.integrative-validation.de/files/iva/pdf/Artikel%20Curaviva.pdf. Zugegriffen: 17. Juli 2020.

Berkel, C. (2020). *Der Apfelbaum* (2. Aufl.). Ullstein.

6

Wenn es zu Hause alleine nicht mehr geht

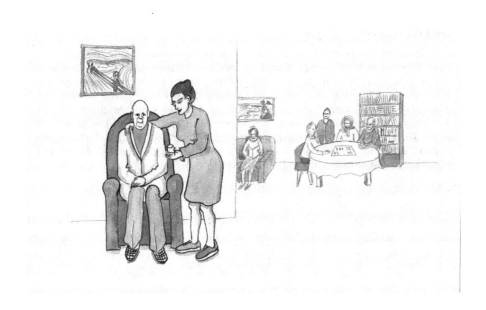

I. Riechert, *Was kommt bei Demenz auf uns zu?*,
https://doi.org/10.1007/978-3-662-62850-8_6

Es kann eine Zeit kommen, in der die Erkrankung fortschreitet, die Pflege-
anforderungen steigen, die Unterstützung durch ambulante Dienste nicht
mehr ausreicht und die pflegenden Angehörigen mit ihren Kräften am Ende
sind. Spätestens dann werden Überlegungen angestellt werden müssen, wie
die Pflege und Betreuung weiterhin sichergestellt werden kann. Angehörige
stehen an dieser Stelle vor einer schwierigen Entscheidung. Es gibt verschiedene Möglichkeiten. Es gibt die wohnortnahen Wohngruppen für
Menschen mit Demenz, es gibt auch die Möglichkeit, eine 24-h-Pflegekraft
zu engagieren. Dieses Modell kommt in der Regel einer kleinen WG im
häuslichen Umfeld gleich. Die Unterbringung in einem Pflegeheim ist eine
weitere Möglichkeit. Dieses Kapitel beschäftigt sich mit Qualitätskriterien
für Unterbringungsmöglichkeiten und 24-h-Pflegekräfte.

„Mit den Kräften am Ende"

Angela Elvers wurde von ihrer Tochter in der gemeinsamen Wohnung gepflegt.
Ein Pflegedienst kam morgens und abends, um Medikamente zu geben und
die Tochter bei der Pflege zu unterstützen. Eine Haushaltshilfe kümmerte
sich um die Reinigung der Wohnung. Angela bekam regelmäßig Besuch von
ihrer Schwester, ihrem Sohn und Freunden aus der Nachbarschaft. Soweit
war alles gut organisiert. Dennoch kam der Zeitpunkt, an dem die Mutter in
einen Zustand von Austrocknung geriet und in die Klinik eingeliefert werden
musste. Während des Krankenhausaufenthaltes schlug die Tochter Alarm und
signalisierte der Familie: „Ich kann nicht mehr!"

Es kommt relativ oft vor, dass während eines Krankenhausaufenthaltes oder
nach einer geriatrischen Rehabilitation eine Entscheidung für eine Form
der Unterbringung oder eine andere Form der intensiveren Pflege gefunden
werden muss. Krankenhausaufenthalte sind für Menschen mit Demenz oft
sehr verunsichernd, weil ihnen die Anpassung an die neue Situation nicht
gelingt und sie mit der Fremdheit von Raum und Menschen nicht mehr
zurechtkommen.

6.1   Welche Fragen gibt es?

- Welche unterschiedlichen Pflegemöglichkeiten gibt es?
- An wen kann ich mich wenden, um Informationen über die Unterbringung in einer Einrichtung zu erhalten?

- Wie komme ich zu einer Entscheidung, die den Betroffenen und den Angehörigen gerecht wird?
- Welche Kosten kommen auf mich zu?

6.2 Das Angebot

Die wichtigsten Formen sind: eine WG für Menschen mit Demenz, ein Pflegeheim oder eine 24-h-Kraft, die mit dem Menschen mit Demenz in dessen Haushalt lebt.

Die ambulanten Angebote sind im Kap. 4 beschrieben.

Verschaffen Sie sich einen Überblick über das Angebot in Ihrer Region für Menschen mit Demenz. Die beste Orientierung bieten sicherlich die örtlichen Alzheimer-Gesellschaften. Ambulante WGs für Menschen mit Demenz (s. Kap. 4) finden immer mehr Verbreitung und sind für diesen Personenkreis eine sehr gute Unterbringungsmöglichkeit. Sie haben einen familiären Charakter, sind klein und überschaubar und haben mehr Möglichkeiten, individuell auf die Bedürfnisse ihrer Bewohnerinnen und Bewohner einzugehen. Die Menschen leben in Gemeinschaft, können am Leben teilhaben und vorhandene Fähigkeiten in das Leben in der WG einbringen. Reibungspunkte, die es im familiären Zusammenleben zwangsläufig gibt, fallen weg. Die Menschen werden weniger auf ihre Defizite gestoßen, als das im engen Rahmen des familiären Zusammenlebens geschieht. Eigenheiten können ausgelebt und „herausforderndem Verhalten" kann anders begegnet werden. Ein weiterer Vorteil dieser Wohngruppen für die Angehörigen ist, dass es die Möglichkeit gibt, sich zu beteiligen und zu engagieren. So wird man als Angehörige nicht gänzlich aus der Verantwortung entlassen, aber durch den Aufenthalt in der WG deutlich entlastet. Diese Form der Unterbringung kommt dem Familienleben am nächsten und erscheint mir für alle Beteiligten eine sehr gute Lösung zu sein.

Gibt es in der näheren Umgebung keine WG, muss eine Heimunterbringung in Betracht gezogen werden. Die Aufgabe eines Heimes ist es, den Bewohnerinnen und Bewohnern ein Heim – eine Heimstatt – im positiven Sinne zu bieten und heimelig zu sein.

Das vielfach geäußerte Vorurteil, „das Heim ist ja die letzte Station…", deshalb sollte man nicht in ein Heim einziehen, entpuppt sich bei näherer Betrachtung als Vorwand. Allerdings drängt sich der Gedanke an den Tod und an das Ende bei einem Einzug in ein Heim am ehesten auf und wird wohl genau deshalb so kritisch als letzte Station vor dem Tod gesehen. Aber: Die eigene Wohnung ist am Lebensende auch eine letzte Station. Nur kann das Thema Tod und Sterben viel länger vor der Tür bleiben als bei einem Heimaufenthalt.

Ein Heim kann aber auch eine Hilfe sein, diesen letzten Lebensabschnitt für alle Beteiligten möglichst angenehm und schön zu gestalten.

Bei jeder Form der Unterbringung außerhalb der Familie und des häuslichen Umfeldes kann es für Angehörige schon eine Beruhigung sein, wenn sie das Gefühl haben, eine richtig gute Einrichtung gefunden zu haben, in der der oder die demente Angehörige gut aufgehoben ist.

Für Ehepaare kommt auch ein Haus mit angeschlossenem betreutem Wohnen infrage. Dann kann der Ehepartner mit mehr Pflegebedarf in das Wohnen mit Pflege und der andere in das betreute Wohnen einziehen, und beide leben dicht beieinander unter demselben Dach.

„Nicht ohne meine Frau"

Der 86-jährige Joachim Peters wendet sich auf Empfehlung einer Demenz-Beratungsstelle an eine Psychologin, die ausschließlich Angehörigen mit ihren Nöten und Sorgen beratend zur Seite steht. Es geht ihm schlecht, ihn plagen schreckliche Schuldgefühle. Nach dem Heimeinzug seiner Frau im Stadium einer weit fortgeschrittenen Demenz kommt er innerlich nicht zur Ruhe. Er verbringt seit Wochen fast den ganzen Tag bei ihr, vernachlässigt sich und seinen Haushalt. Er kann an nichts anderes als an ihr Wohl und Wehe denken und er vermisst sie unendlich. Er denkt ernsthaft darüber nach, seine Frau wieder zu sich nach Hause zu holen, auch wenn ihm von allen Seiten (Ärztinnen und Ärzte, Selbsthilfegruppe, Pflegepersonal) wegen seiner schlechten körperlichen Verfassung davon abgeraten würde. Auf der Suche nach einer Lösung kommt Herr Peters auf die Idee, dass er ja in dem Heim auch ins betreute Wohnen einziehen könne. Dann könnte er immer bei seiner geliebten Frau sein.

Liebe in Zeiten der Pandemie

Hanna und Jürgen Bertram leben schon seit einiger Zeit getrennt. Sie lebt aufgrund ihrer demenziellen Erkrankung in einem Pflegeheim und ihr Ehemann lebt ganz in der Nähe allein in der Wohnung und besucht seine Frau täglich. Als während der Pandemie ein Besuchsverbot die Bewohner vor einer Ansteckung von außen schützen soll, kann er seine geliebte Frau nicht mehr sehen. Dennoch geht er täglich zum Pflegeheim und erkundigt sich nach ihr. Eines Tages bekommt er einen Anruf vom Heimleiter. „Wollen Sie nicht bei uns ins Gästezimmer einziehen?", fragt er. Herr Bertram stutzt: „Darüber muss ich nachdenken." Am nächsten Tag sagt er dem Heimleiter zu und zieht zu seiner geliebten Frau ins Heim. Er bleibt auch, als das Besuchsverbot gelockert wird. Die gemeinsame Wohnung, die er allein bewohnt hatte, wird aufgelöst.

6.3   Die passende Pflegeeinrichtung finden

Bei den ambulanten Wohngruppen für Menschen mit Demenz treten die Angehörigen in der Regel als deren Vertretung in einen Mietvertrag ein. Eine passende WG zu finden, wird sich am ehesten nach den freien Plätzen und Kapazitäten der Wohngruppen richten. Bei diesen Konzepten ist es auch so, dass Angehörige mitwirken. Insofern sind wichtige Kriterien eher die Erreichbarkeit und eine ähnliche „Wellenlänge" mit dem Pflegedienst und den anderen Angehörigen. Bei den anderen WG-Formen, die einem Heim angegliedert sind, wird ein Vertrag mit dem Heim geschlossen.

Falls es in Ihrer Umgebung keine Möglichkeit einer wohnortnahen Unterbringung in einer Wohngruppe gibt, die eine bessere Alternative zu einer Heimunterbringung wäre, gilt es, eine passende Pflegeeinrichtung zu finden.

Wird während eines Krankenhausaufenthaltes festgestellt, dass im Anschluss eine Unterbringung in einer Pflegeeinrichtung erforderlich ist, muss meist unter Zeitdruck ein freier Platz in einer Einrichtung gefunden werden. Je nachdem, wie das Entlassungsmanagement in der Klinik organisiert ist, bleiben nur wenige Tage bis zur Entlassung aus dem Krankenhaus. In der Regel sucht der Sozialdienst des Krankenhauses ohne Ansehen nach Häusern mit freien Plätzen und informiert die Angehörigen. Die Angehörigen haben nur wenig Zeit, das Heim in Augenschein zu nehmen und den Umzug zu organisieren.

Benötigen die Angehörigen mehr Zeit oder können sie aus wichtigen Gründen nicht vor Ort sein, besteht die Möglichkeit vorübergehend erst einmal 28 Tage Kurzzeitpflege zu nutzen, um Zeit zu gewinnen und sich umzuschauen.

Vorstellungen und Wünsche Angehöriger
Angehörige wollen verständlicherweise nur das Beste für den Betroffenen und haben eine Vielzahl an Wünschen an ein Pflegeheim. Die folgende Sammlung stellt Beispiele vor. Sie ist bei einem Treffen von Angehörigen entstanden:

- Menschliche Zuwendung,
- Professionalität,
- Respekt und liebevoller Umgang,
- aktivierende Pflege,
- Wertschätzung des Personals auch durch den Arbeitgeber, die Heimleitung und die Pflegedienstleitung

- gute Fehlerkultur und Beschwerdemanagement,
- eine gute Ernährung,
- Sauberkeit und kein Uringeruch,
- Transparenz bei den Kosten,
- Einzelzimmer.

Diese Punkte finden sich in dem Fragebogen zu Erkundung von Einrichtungen wieder.

Heimunterbringung
Der erste Eindruck: Wichtig ist, dass Sie sich selbst einen Eindruck vom Haus verschaffen. Dazu kommen Sie am besten unangemeldet, setzen sich in die Lobby oder in den Aufenthaltsraum und schauen sich einmal in Ruhe um und lassen Haus und Bewohnerinnen und Bewohner auf sich wirken.

Wie ist die Atmosphäre im Haus? Wie wirkt die Einrichtung auf Sie? Wirkt es heimelig, übersichtlich und barrierefrei? Würde es Ihren Angehörigen gefallen? Wie steht es mit der Sauberkeit? Riecht es nach Urin? Welchen Eindruck machen die Bewohnerinnen und Bewohner und die Angehörigen auf Sie? Sind sie wach, freundlich und vergnügt? Sind die Räumlichkeiten hell und freundlich? Wenn sich die Gelegenheit bietet, fragen Sie Angehörige und Bewohnerinnen und Bewohner, wie zufrieden sie dort sind. Fragen Sie auch, wie im Haus mit Beschwerden umgegangen wird. Ein gutes Beschwerdemanagement ist viel wert. Auch in der Nachbarschaft des Hauses können Sie etwas über den Ruf des Hauses erfahren und vielleicht wird man Ihnen dann sogar sagen, ob die Nachbarn die eigenen Angehörigen dort unterbringen würden. Grundsätzlich ist ein respektvoller und liebevoller Umgang zwischen Pflegekräften und Bewohnerinnen und Bewohnern besonders wichtig. Ein Pfleger hat es einmal gegenüber einem Auszubildenden so ausgedrückt: **„Behandele sie so, als wäre sie deine eigene Großmutter".**

Das persönliche Gespräch

- Sobald Sie einen ersten Eindruck gewonnen haben, vereinbaren Sie ein persönliches Gespräch mit der Heimleitung und der Pflegedienstleitung.
- Fragen Sie auch, ob Sie die Bezugspflegekräfte kennenlernen können.
- Lassen Sie sich, wenn irgend möglich, auch ein Zimmer zeigen.
- Viele Heime bieten die Möglichkeit des Probewohnens. Das ist zwar eine gute Gelegenheit für die Angehörigen, das Wohnen im Heim kennenzulernen, aber das Probewohnen für einen Menschen mit Demenz ist oft

eher eine Belastung und eine Situation, die mit Unruhe und Unsicherheit verbunden ist.

Welche Hinweise auf die Güte einer Einrichtung gibt es?

- Wie ist die *Lage des Hauses?* Ist es mit öffentlichen Verkehrsmitteln erreichbar? Welche Angebote gibt es in der näheren Umgebung? (Einkaufsmöglichkeiten, Café, Frisör, Grünanlage)
- Gibt es Kontakte zu Kirchengemeinde, Kindergarten, Schulen in der Nachbarschaft?
- Wer ist der *Träger des Hauses?* Gemeinnützig oder privat?
- Positiv sind Stiftungen und gemeinnützige Träger und sie müssen für den Träger keinen Gewinn abwerfen.
- Wie ist die *Fluktuation* der Mitarbeiter und Mitarbeiterinnen im Haus? Wie viele langjährig Beschäftigte gibt es? Eine geringe Fluktuation spricht für die Güte eines Hauses.
- Werden die Mitarbeiter und Mitarbeiterinnen nach *Tarif* bezahlt? Ein tarifliches Entgelt für alle sichert den Betriebsfrieden.
- Wie viel Zeit ist für die Pflege vorhanden? Wie ist die personelle Besetzung am Tag und in der Nacht?
- Gibt es einen *Wohnbeirat* im Haus? Dann können Sie auch gerne mit ihm Kontakt aufnehmen und fragen, wie die Zusammenarbeit mit dem Träger läuft und wie ernst die Mitwirkungsmöglichkeiten des Heimbeirates im Haus genommen werden.
- Fragen Sie nach dem *Beschwerdemanagement*. Wie geht das Haus mit Beschwerden von Bewohnerinnen und Bewohnern und Angehörigen um? Dieser Punkt interessiert im Übrigen den Medizinischen Dienst der Krankenkassen (MDK) besonders bei seinen Bewertungen.
- Was kostet das Haus und wie verteilen sich die *Kosten?* Der Eigenanteil für die Pflege ist inzwischen bei allen Pflegegraden gleich. Unterschiede bei den Kosten machen vor allem Kosten für Miete, Verpflegung und die Investitionszulage.
- Welche Leistungen sind Standard?
- Wie ist die *Ausstattung des Hauses?* Anzahl der Zimmer, Einzel- bzw. Doppelzimmer?
- Gibt es vom Haus Hilfe und Unterstützung beim *Beantragen von Sozialleistungen?*
- Sind die Bereiche *Wäsche, Küche, Reinigung und Gartenpflege* an *Fremdfirmen* vergeben oder werden sie von Beschäftigten des Hauses

durchgeführt? Je mehr Arbeiten von den eigenen Mitarbeitern und Mitarbeiterinnen durchgeführt werden, desto besser.

- Wer hilft beim *Einzug?*
- Dürfen eigene Möbel mitgebracht werden? Das ist besonders wichtig für das Wohlgefühl der Bewohnerinnen und Bewohner.
- Wie gestaltet das Haus die Eingewöhnungsphase?
- Gibt es ein Gästezimmer für Angehörige?
- Gibt es Räume für private Feiern?
- Können Haustiere mitgebracht werden?
- Gibt es Tiere, die durch das Haus versorgt werden?
- Wie ist die *medizinische Versorgung?* Hat das Haus *ein Ärztenetzwerk* bzw. können die eigenen Ärztinnen und Ärzte beibehalten werden?
- Gibt es eine *seelsorgerische Betreuung* für die Bewohnerinnen und Bewohner?
- Gibt es besondere Angebote im Haus für Menschen mit Demenz mit dem Ziel der Aktivierung?
- Welche kulturellen und therapeutischen Angebote gibt es im Haus?

Aus diesen Fragen können Sie sich gerne Ihre eigene Liste zusammenstellen und diese Liste ergänzen durch Punkte, die Ihnen besonders wichtig sind. Vergleichen Sie ruhig unterschiedliche Heime. Vielleicht macht das nächste Heim nicht den besten Eindruck auf Sie. Nähe und Erreichbarkeit ist jedoch nur ein Kriterium. Wenn ein Heim, das weiter entfernt liegt, einen besseren Eindruck auf Sie macht, dann sollten Sie ruhig für Besuche im Haus den Weg auf sich nehmen.

Hilfreich bei der Suche nach einem passenden Heim sind auch die Informationen der BIVA e. V. Die BIVA e. V. (Bundesinteressenvertretung für alte und pflegebetroffene Menschen e. V.) ist ein gemeinnütziger Verein, er vertritt seit fast 50 Jahren die Interessen von Menschen, die in Pflegeeinrichtungen und betreuten Wohnformen leben. Der Verein hat sich auch während der Pandemie für die Verbesserung der Menschen in den Heimen eingesetzt. Informationen, Broschüren und Checklisten finden Sie auf den Internetseiten der BIVA: www.biva.de.

Lassen Sie sich einen Heimvertrag rechtzeitig aushändigen und lesen Sie ihn in Ruhe durch, bevor Sie unterschreiben.

6.4 Wo finde ich Anlaufstellen für private Pflegekräfte?

Wenn die räumlichen Voraussetzungen gegeben sind, ist eine weitere Möglichkeit das Engagement einer 24-h-Pflegekraft. Sie lebt mit im Haushalt und bildet mit dem Menschen mit Demenz eine Mini-WG.

Wenn Sie die Möglichkeit haben, den Angehörigen, die Angehörige zu Hause zu pflegen, finden Sie z. B. bei der Deutschen Alzheimer Stiftung Anlaufstellen, um eine private Pflegekraft zu finden, https://www.deutsche-alzheimer.de/unser-service/alzheimer-gesellschaften-und-anlaufstellen.html, oder bei privaten Unternehmen, z. B. bei www.pflegehilfe-senioren.de.

Was ist dabei zu beachten?
Die Pflege von Demenzkranken muss meist bei fortgeschrittener Erkrankung rund um die Uhr erfolgen. Wichtig ist dabei, dass sich der bzw. die Demenzkranke in der Anwesenheit der Pflegekraft wohl, geborgen und sicher fühlt und bei der Auswahlentscheidung miteinbezogen wird. Besonders ist auf die Qualifikation und Erfahrung der Pflegekraft im Bereich der Demenzbetreuung zu achten. Mindestens ebenso wichtig ist bei der Betreuung, dass die Pflegekräfte das Herz auf dem rechten Fleck haben und eine Verständigung von Herz zu Herz möglich ist.

Welche Modelle gibt es für eine private Betreuung? Mit welchen finanziellen Kosten habe ich zu rechnen?

Offensichtlich werden am meisten Pflegekräfte nach dem **Entsende-modell** eingestellt. Das bedeutet: Es gibt Agenturen bzw. Unternehmen für 24-h Pflegekräfte aus dem Ausland. Die Kräfte kommen beispielsweise aus Polen, Bulgarien und anderen Staaten. Dabei wird die Betreuungskraft bei einem Pflegedienst im Ausland eingestellt. Im Heimatland werden Sozialabgaben gezahlt, die unter den Beiträgen in Deutschland liegen. Dadurch ist dieses Modell in der Regel günstiger als andere Beschäftigungsarten in der 24-h-Pflege. Die Pflegekräfte bleiben eine begrenzte Zeit in Deutschland und kehren dann für eine gewisse Zeit in ihr Heimatland zu ihrer Familie zurück. Es gibt ganz unterschiedliche Rhythmen von 14 Tagen bis hin zu 4 Monaten. Wichtig wären längere Präsenzzeiten vor Ort, um dem Menschen mit Demenz nicht einen ständigen Personalwechsel zuzumuten. Günstig ist, wenn sich zwei Pflegekräfte in einem mehrmonatigen Wechsel z. B. alle 2–3 Monate ablösen und auf diese Weise personelle Kontinuität gewahrt bliebe. Sprachkenntnisse sind nicht unwichtig, der Spracherwerb kann aber auch während der Einsatzzeiten unterstützt werden.

Die Pflegekräfte bewohnen im Haus oder in der Wohnung einen eigenen Raum und bilden mit den Bewohnern quasi eine kleine WG. Angehörige sollten auf jeden Fall dafür sorgen, dass die Pflegekräfte eine Arbeitsstruktur und freie Zeiten für sich haben während ihrer Einsatzzeiten. Mit freien Zeiten sind halbe oder ganze freie Tage gemeint, in denen die Pflegekräfte die Zeit zum Entspannen und zur freien Verfügung nutzen können.

Dieses Modell hat gerade in der Zeit der Corona-Krise deutlich Nachteile offenbart, als viele Pflegekräfte aus dem Ausland nicht mehr einreisen durften oder unbedingt zu ihren Familien in ihre Heimat zurückkehren wollten. Inzwischen hat sich die Situation wieder entspannt. Sie hat aber auch gezeigt, dass es für solche Zeiten innerhalb der Familie einen Plan B geben sollte.

Klären Sie mit der Pflegekasse ab, wie hoch der Anteil der Pflegekasse sein wird. Das Modell wird in der Regel etwas günstiger oder mindestens ebenso teuer wie eine Heimunterbringung, vorausgesetzt, es steht der nötige Wohnraum zur Verfügung.

Die **direkte Anstellung einer 24-h-Betreuungskraft:** Hier treten Sie selbst als Arbeitgeber auf und müssen entsprechend deutsche Sozialabgaben und Steuern zahlen. Dadurch liegen die Kosten weitaus höher als beim Entsendemodell.

Eine dritte Alternative sind die Dienste von **selbstständigen 24-h-Pflegekräften.** Diese haben eine gewerbliche Tätigkeit angemeldet und sind so in der Lage, eine einwandfreie Rechnung für ihre Leistungen zu erstellen. Die konkreten Kosten und Bedingungen werden vereinbart und können hier variieren.

Auch für die letzten beiden Modelle zahlt die Pflegekasse den Betrag für das Pflegegeld. Klären Sie diesen vorab mit der Pflegekasse ab.

6.5 Die private Pflegestelle

Mehr als sechs Richtige im Lotto

Familie Griese war auf der Suche nach einer guten Pflegesituation für die Mutter, da sie nicht mehr alleine leben konnte. Sie fand zum Glück mithilfe einer Krankenkasse eine private Pflegestelle. Inge Lohmann, eine gelernte Pflegekraft, stellte mit ihrem Mann gemeinsam ein Zimmer in ihrer großen Wohnung zur Verfügung. Nach einem intensiven gegenseitigen Kennenlernen entschied die Familie das Pflegeprojekt zu starten. In einem Vertrag waren die finanziellen Grundlagen der 24-h-Pflege, der Verpflegung und die Miete für das Zimmer geregelt. Außerdem wurde ein Pflegedienst mit hinzugezogen, der zwei Mal am Tag die Tagespflege abdeckte. Freie Tage, freie Wochenenden und Urlaube für die Pflegekraft Inge Lohmann wurden vereinbart und durch die Familie mit Unterstützung von Freiwilligen aus einem naheliegenden Hospiz abgedeckt. Die Pflegekasse bezahlte einen monatlichen Rentenversicherungsbeitrag und übernahm die Unfallversicherung für die Pflegekraft. Die finanziellen Belastungen für die Familie waren ähnlich wie im Altenheim, nur mit einer viel höheren Qualität und Intensität. Die Mutter war zu dieser Zeit nur noch bettlägerig. Familie Griese freundete sich schnell mit der Pflegefamilie an, und das Familienleben wurde am Abend im Zimmer der Mutter zelebriert. Dort wurde gegessen, erzählt, gespielt, gesungen und Fernsehen geschaut. Die Mutter war einfach glücklich. Um sie herum war normales Leben, und sie war mit einbezogen. Was für ein Glück für alle! Sie sprach zu diesem Zeitpunkt kaum noch. Die Familienmitglieder waren aber emotional eng miteinander verbunden. Sie hielten sich an den Händen und die Mutter gewöhnte sich schnell an ihre neue Situation. Sie wurde Bestandteil und Mittelpunkt der neuen Familie. Dies gefiel der Mutter gut, sie war nicht mehr alleine, und jeder in der Familie schenkte ihr liebevolle Beachtung und Verständnis für ihre Krankheit und gab ihr, wo es nur ging, Hilfestellung.

Mit Unterstützung des Pflegedienstes kamen alle guten Pflegehilfsmittel im Einsatz, die zur Pflege gebraucht wurden:

- ein elektrisches, verstellbares Pflegebett mit einer beweglichen Matratze;
- ein Rollstuhl, genau auf die Mutter abgestimmt;
- ein Hebelifter und ein Badelifter.

Alle waren glücklich über diese insgesamt tollen Möglichkeiten der Unterstützung, die mit einem Mal da waren. Diese neue Situation war für alle ein riesengroßer Gewinn.

Diese Geschichte zeigt, dass es unterschiedliche Möglichkeiten der Pflege und Betreuung gibt. Dieser Familie ist es gelungen, eine private „Pflegefamilie" zu finden, in der alle miteinander harmoniert haben. Das ist sicherlich ein Glücksfall.

Die Suche nach einer 24-h-Kraft oder einer privaten Pflegestelle kann schon eine Weile dauern, bis eine passende Kraft gefunden ist. Wichtig ist, nicht aufzugeben, wenn es nicht gleich klappt bzw. die richtigen Menschen noch nicht zueinander gefunden haben.

6.6 Tipps für Angehörige

Private häusliche Pflege

- Stellen Sie Auswahlkriterien für eine gute Pflegekraft auf, die den oder die Betroffene zu Hause betreut.

- Beziehen Sie die Erkrankten, wenn möglich, in die Auswahl einer Pflegekraft mit ein.
- Informieren Sie sich bei den Anlaufstellen der Deutschen Alzheimer Gesellschaft zu Ihren Fragen.
- Fragen Sie bei unterschiedlichen Institutionen nach privaten Pflegestellen.
- Stellen Sie ein Pflegekonzept auf, das für Sie passt, und beziehen Sie viele unterschiedliche Unterstützungsmöglichkeiten (ein „ganzes Dorf") mit ein.

Demenz-WG-Angaben dazu finden Sie in Kap. 4.

Heimunterbringung

- Besichtigen Sie Einrichtungen, die in die engere Wahl kommen.
- Führen Sie Gespräche mit der Leitung und dem Pflegepersonal.
- Informieren Sie sich nach oben angegebener Checkliste über die Qualität der Einrichtung und bilden Sie sich selber ein Urteil bei den infrage kommenden Einrichtungen.

Austausch und noch mehr Fragen und Informationen

- Informieren Sie sich kontinuierlich über neue Möglichkeiten der Unterstützung und diskutieren Sie über Fragen in geschützten Räumen.
- Für Internetnutzende gibt es beispielsweise eine Facebook-Gruppe „Demenz-Angehörige" oder andere Informations- und Unterstützungsquellen.

Finanzen

Lassen Sie sich unbedingt zu diesem Thema von einem Pflegestützpunkt ausführlich beraten.

Eine Heimunterbringung ist zwar teuer, doch finanzielle Probleme sollen kein Hindernis für eine notwendige Unterbringung sein. Sind die Eltern bzw. Angehörigen nicht in der Lage, für die vollen Kosten aufzukommen, können die Kinder nur begrenzt hinzugezogen werden. Seit 2020 gilt eine Einkommensgrenze von 100.000 € brutto. Erst bei einem Einkommen, das diese Grenze übersteigt, sind die Kinder verpflichtet, zum Unterhalt der Eltern beizutragen (Im Angehörigen-Entlastungsgesetz wurde der Unterhalt für Verwandte neu geregelt – und Angehörige wurden finanziell entlastet).

Bei Ehepaaren wird der gemeinsame Bedarf ermittelt und das Heim entsprechend bezuschusst. Wenn nur ein Elternteil in eine Einrichtung zieht, muss der andere nicht zwingend aus der gemeinsamen Wohnung ausziehen. Das Schonvermögen, das unangetastet bleibt, beträgt 5.000 € pro Person. Zusätzlich besteht auch die Möglichkeit, Geld zurückzuhalten für die Sterbevorsorge. Die Kosten für eine Beerdigung können, wie bereits in Kap. 5 erwähnt, zweckgebunden beispielsweise bei einem Bestattungsunternehmen „geparkt" werden. Dann ist die Beerdigung bereits bezahlt. Viele Bestattungsunternehmen bieten einen solchen Service an.

Literatur- und Internethinweise

Ratgeber Demenz – Informationen für die häusliche Pflege von Menschen mit
    Demenz. https://www.bundesgesundheitsministerium.de/fileadmin/Dateien/5_
    Publikationen/Pflege/Broschueren/190429_BMG_RG_Demenz.pdf.
www.aok-pflegeheimnavigator.de (AOK).
www.bkkpflegefinder.de (BKK).
www.der-pflegekompass.de (Knappschaft, LSV, IKK).
www.pflegelotse.de (vdek – Verband der Ersatzkassen).
www.heimverzeichnis.de.
Pflegekräfte finden – Pflegehilfe für Senioren 24 GmbH. Tel.: 0800 330 31 22 – 24
    Stunden erreichbar. E-Mail: kontakt@pflegehilfe-senioren.de – www.pflegehilfe-
    senioren.de
Anlaufstellen der Deutschen Alzheimer Stiftung.
https://www.deutsche-alzheimer.de/unser-service/alzheimer-gesellschaften-und-
    anlaufstellen.html.
www.biva.de BIVA e. V. ist die Bundesinteressenvertretung für alte und pflege-
    betroffene Menschen.

7

„Essen und Trinken hält Leib und Seele zusammen"

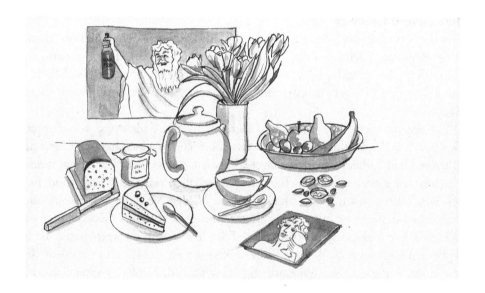

© Springer-Verlag GmbH Deutschland, ein Teil von Springer Nature 2022
I. Riechert, *Was kommt bei Demenz auf uns zu?*,
https://doi.org/10.1007/978-3-662-62850-8_7

7.1   Tägliche Mahlzeiten

Unsere täglichen Mahlzeiten halten nicht nur Leib und Seele zusammen, sie geben auch dem Tag eine Struktur, sorgen für Geselligkeit und Gemeinschaft und sind besonders für alte Menschen oft eine willkommene Abwechslung und die Höhepunkte des Tages.

Wichtig sind vor allem feste Zeiten und wenn möglich auch – wie früher am Familientisch – ein fester Platz für die Mahlzeiten. Den Menschen mit Demenz geben sie nicht nur Struktur, sondern sorgen auch für ein Gefühl der Sicherheit und Geborgenheit. Anders als bei früheren Familientischregeln geht es bei den Mahlzeiten von Demenzkranken weniger um korrekte Tischsitten, sondern mehr um das Wohlfühlen und eine entspannte Atmosphäre bei den Mahlzeiten ohne Maßregelungen – wie wir sie sicher von früher alle kennen.

Besteck und Geschirr

Das Wissen vom und die Fähigkeit zum Einkaufen, Kochen, Umgang mit Besteck gehen nach und nach beim Fortgang der Erkrankung verloren. Aber auch die Sehfähigkeit lässt nach, deshalb gibt es beim Tischdecken einen wichtigen Punkt zu beachten: das passende Besteck und gut sichtbares Geschirr.

Ein Aspekt, den viele oft nicht beachten, ist die Bedeutung von buntem Geschirr. Die Augen und die Sehkraft lassen bei älteren Menschen nach und das Erkennen von Farben verändert sich. Das bedeutet, dass ältere Menschen weißes Geschirr auf einer weißen Tischdecke – womöglich noch mit Fisch und Reis auf dem Teller – nicht mehr sehen können. Wählen Sie farbiges Geschirr oder eine farbige Tischdecke mit einem ruhigen Muster oder farbiges Essen auf einem weißen Teller. Besonders praktisch sind Teller mit einem farbigen Rand. Er ist als Begrenzung sichtbar. Welche Farbe sollte man für das Geschirr wählen? Rot ist die Farbe, die am längsten eindeutig erkannt wird. Insofern eignet sich rotes Geschirr oder aber auch Teller mit einem roten Rand (s. Abb. 7.1).

Geschirr mit Muster können den Menschen mit Demenz irritieren, sodass er versucht ist, auch das Muster vom Teller zu essen.

Der abgebildete Teller hat eine Schräge, sodass der Inhalt immer wieder nach unten nachläuft und einfacher zu essen ist. Der Becher läuft nach unten spitz zu und erleichtert auf diese Weise das Trinken.

„Im Übrigen gibt es unterstützende Hilfsmittel, wenn immer wieder viel ‚über Bord' geht, z. B. Teller mit einem speziellen Rand, der dafür sorgt, dass Essen wieder in den Teller rutscht und nicht über den Rand" (Eigenberz & Kröhnert-Nachtigall, 2014, S. 29)

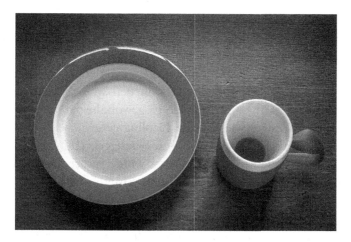

Abb. 7.1 Der Teller hat einen roten Rand und der Becher eine unten spitzer werdende innere Form

Es gibt auch für normale Teller einen Randaufsatz, der diese Funktion erfüllt. Dieser Randaufsatz sieht aber sehr nach einem Hilfsmittel aus. Ein Teller mit einer leichten Absenkung innen ist eine elegantere Variante.

Für Menschen, die nicht mehr gut greifen können, kann man auch Besteck mit dicken Griffen bekommen, die gut in der Hand liegen. All diese Dinge finden Sie im Handel mit Pflegebedarf. Man kann aber auch Kunststoffrollen – wie kleine Schwimmnudeln – passend zuschneiden und über die Griffe schieben.

Dieses einfache Hilfsmittel finden Sie unter: Schaumstoffröhren und Griffverdicker. Es gibt sie lose in unterschiedlichen Größen, sodass sie passend zugeschnitten werden können.

Zubereitung in der Küche

Für viele Menschen ist mit den Mahlzeiten auch die Beschäftigung mit der Zubereitung verbunden. Wenn immer möglich, beziehen Sie die Menschen mit Demenz in die Vorbereitung mit ein. Diese uralten häuslichen Verrichtungen wie beispielsweise Obst oder Gemüse putzen, Kartoffeln schälen, Teig kneten und Kekse ausstechen sind tief im Leibgedächtnis verankert und können noch lang abgerufen werden. Wer diese Chance nicht nutzt, weil es vielleicht schneller geht ohne Mithilfe, vergibt die Möglichkeit, Fähigkeiten der Menschen mit Demenz zu erhalten und ihr Selbstwertgefühl zu stärken.

Essensgerüche können ein weiterer Wohlfühlfaktor sein und haben oft einen Aufforderungscharakter – auch wenn sich bei Menschen mit Demenz der Geruchssinn abschwächt. Denken Sie nur an den Duft von Kaffee, frischem Brot, Gebratenem und Gegrilltem. Jeder Mensch verbindet mit ganz unterschiedlichen Essensgerüchen persönliche Erinnerungen.

Für Menschen, die in Wohngruppen oder Heimen leben, sollten bei der Aufnahme Essensbiografien und Essgewohnheiten an die Mitarbeitenden dort übermittelt werden. Auch wenn sich die Essgewohnheiten von Menschen mit Demenz verändern, ist es wichtig, die Lieblingsgerichte seit der Kindheit zu erfragen und weiterzugeben. Was wurde zu Hause gekocht? Welche kulturellen und regionalen Besonderheiten gab es? Was wurde zu Feiertagen wie Geburtstagen, Familienfeiern, besonderen Anlässen, Ostern, Weihnachten gegessen? Was wurde in der Familie getrunken? Welche kleinen Rituale gab es ums Essen und Trinken? Gibt es Abneigungen und vor allem Unverträglichkeiten? Gibt es Krankheiten, die bei der Ernährung berücksichtigt werden müssen?

Können Sie sich an Gerichte erinnern, die Sie gerne gegessen haben, oder Essensgerüche, die Ihnen noch in der Nase sind, Geburtstagskuchen oder Weihnachtsplätzchen, die es immer gab? Läuft Ihnen da schon das Wasser im Mund zusammen?

7.2   Hinweise zu Ernährung und Darreichung der Speisen

Die Ernährung von Menschen mit Demenz bleibt im gesamten Verlauf eine kleine Forschungsaufgabe für diejenigen, die sie betreuen. Es gilt, immer wieder herauszufinden, was sie mit Genuss verspeisen. Das kann sich durchaus verändern im Verlauf der Erkrankung, wenn das Kauen nicht mehr so gut klappt, die Zahnprothese nicht mehr sitzt oder Schluckbeschwerden auftreten.

Insgesamt sind Demenzkranke am Morgen wacher und können deshalb auch mehr essen und trinken als am Abend. Das ist gut zu wissen, wenn man für ausreichend Nährstoffe in der Nahrung sorgen will. Morgens kann man sie am besten unterbringen. Ältere Menschen essen insgesamt weniger, benötigen jedoch dieselbe Menge an Nährstoffen.

Wichtig ist dabei grundsätzlich die ausreichende Menge an Essen und Trinken und nicht das Wie. Bei Menschen mit Demenz gehen im Verlauf der Erkrankung das Hungergefühl und der Durst verloren. Da ist es wichtig, zum Essen zu ermuntern: „Oh, wie lecker!“, „Probiere doch mal!“, „Mmh, das schmeckt aber gut!“, „Das schmeckt wie bei Muttern“ oder wie ganz früher „ein Happs für …“. Auch Ermuntern und Loben sind wichtig und auch oft nötig.

Die Unterstützung beim Essen mit Lob und Ermutigung braucht in jedem Fall Zeit. Alle, die Kinder großgezogen haben, können sich bestimmt erinnern, wie sie damals die Kinder ermuntert haben. Auch Vormachen ist ein Weg zur Anregung. Die Menschen mit Demenz sind zwar keine Kinder, doch die Form der Ermutigung klappt häufig auch bei ihnen. Essen Sie mit der oder dem Angehörigen gemeinsam. Er bzw. sie wäre irritiert, wenn Sie nicht mitessen.

Das Darreichen der Speisen sollten Sie den Beeinträchtigungen anpassen und darauf achten, dass die Speisen so lange wie möglich selbstständig eingenommen werden und die Autonomie gefördert wird. Auch wenn der Umgang mit Messer und Gabel schwieriger geworden oder gar nicht mehr möglich ist, hilft nur vorsichtige Unterstützung und die Ruhe bewahren. Da fällt es schon schwer, zuzusehen, wie eine Sahnetorte komplett mit der Hand gegriffen und in Mund und Gesicht befördert wird. Aber Brot und einige Kuchen können in Häppchen angereicht werden. Suppen oder Grießbrei kommen in Müslischalen auf den Tisch. Daraus lässt sich einfacher löffeln als aus einem Suppenteller.

Bei fortschreitendem Unterstützungsbedarf kann man erst einmal das Essen auf den Löffel positionieren und vom Löffel selbstständig essen lassen. Das hat auch den Vorteil, dass wir, wenn wir selber den Löffel zum Mund führen, auch automatisch den Mund öffnen.

Wenn das nicht mehr geht, ist es möglich, sich hinter die Demenzkranken zu stellen und den Arm leicht zu führen. Beim Füttern empfiehlt es sich, sich bei Rechtshändern auf die rechte Seite und bei Linkshändern auf die linke Seite zu setzen. Beim Anreichen des Essens ist es ganz wichtig abzuwarten, bis die Demenzkranken geschluckt haben, bevor Sie neues Essen anreichen. Das kann manchmal ein wenig dauern, wenn das Essen erst einmal im Mund behalten und das Schlucken vergessen wird. Man kann dann ans Schlucken erinnern oder mit beiden Fingern sanft am Hals entlang der Speiseröhre streichen.

Trockenes Brot oder trockener Kuchen können im Mund zu störenden Krümeln werden. Einfacher lässt sich das essen, wenn Brot oder Kuchen wie früher in Kaffee oder Tee gestippt werden vor dem Verzehr. Hilfreich beim Schlucken ist auch, wenn zwischendurch etwas zu trinken angereicht wird. Vorsicht – erst das Schlucken abwarten, nicht Flüssigkeit zusätzlich in den Mund kippen. Das erhöht das Risiko des Verschluckens.

Die Temperatur des Essens und heißer Getränke sollte so gewählt werden, dass der oder die Demenzkranke sich nicht verbrennt. Er merkt die Temperatur erst, wenn er sie schon im Mund hat. Warm bis lauwarm ist eine gute Temperatur.

Wenn Sie Ihre Angehörigen zu Hause betreuen und bekochen, dann achten Sie bitte darauf, auf keinen Fall verdorbene Lebensmittel zu verwenden.

Zahlreiche Demenzkranke sind unruhig und ständig in Bewegung. Sie haben insgesamt einen höheren Grundumsatz als diejenigen, die sich wenig oder kaum bewegen. Für sie können auch kleine Essensstationen eingerichtet werden, sodass sie auf ihren Spaziergängen immer wieder Fingerfood und Snacks greifen können.

7.3 Wie wäre die optimale bedarfsdeckende Ernährung für ältere Menschen?

Bei älteren Menschen ist das Risiko von Mangelernährung hoch, deshalb ist eine Ernährung nach den Standards der DGE (Deutsche Gesellschaft für Ernährung) wichtig und bietet einen guten Anhaltspunkt. Der Körper braucht weiterhin Vitamine und Mineralstoffe. Die Symptome einer Mangelernährung sind vielseitig und werden deshalb oft nicht als solche erkannt. Beispielsweise werden Müdigkeit, Antriebslosigkeit oder allgemeine Schwäche oft eher dem Alter zugeschrieben und nicht als Folge einer falschen und mangelhaften Ernährung erkannt.

Menschen mit Demenz können Essen und Trinken vergessen und nicht mehr wissen, wie viel sie wirklich gegessen haben, weil sie zusätzlich ein verändertes Hunger- und Sättigungsgefühl.

Auch die Geschmackspräferenzen können sich ändern. Süß wird am längsten geschmeckt, während die Geschmacksrichtungen wie bitter und sauer eher weniger werden.

Empfohlen wird eine mediterrane Kost mit viel Gemüse, Obst, Fisch und Olivenöl sowie Nahrungsmittel, die den Körper ausreichend mit Vitaminen und Mineralien versorgen.

- **Vitamin C:**   ist enthalten in Paprika, Schwarze Johannisbeeren, Petersilie, Sanddorn, Zitrusfrüchte, Kartoffeln, Kohl, Spinat, Tomaten
- **Vitamin D:**   wird bei UV-Lichteinwirkung vom Körper selber gebildet; wer nicht so viel draußen bei Tageslicht unterwegs ist, kann Vitamin D auch als Medikament verordnet bekommen oder frei in der Apotheke erwerben.
- **Vitamin E:**   ist enthalten in hochwertigen Pflanzenölen wie Rapsöl, Sonnenblumenöl oder leckeren Nussölen.

- **Folat:** hilft, die Homocystinkonzentration im Blut zu senken. Das ist das Eiweiß, das im Gehirn für die Veränderungen zur Demenz verantwortlich ist. Es ist enthalten in zahlreichen Gemüsesorten (Brokkoli, Tomaten, Gurken, Spinat, Kohl, Endiviensalat), Obstsorten (Orangen, Weintrauben), Vollkornbrot, Kartoffeln, Fleisch, Milch und Milchprodukten sowie Eiern, Hühnerleber und Sojabohnen
- **Vitamin B12:** ist enthalten in Fleisch, Fisch, Milch, Eier
- **Calcium:** ist enthalten in Milchprodukten, Gemüse (Fenchel, Brokkoli, Grünkohl, Lauch), Hülsenfrüchte (Linsen, Erbsen), Nüsse
- **Magnesium:** ist enthalten in Vollkorngetreideprodukten, Milchprodukte, Leber, Geflügel, Fisch, Gemüse, Kartoffeln
- **Eisen:** ist enthalten in Fleisch, Brot, Wurst, Gemüse

(Quelle: DGE)

Da fragt man sich natürlich: Wie kann ich denn bei normaler Ernährung all diese Erfordernisse erreichen? Auch hierzu gibt die DGHE einige Tipps:

Der Nährstoffgehalt kann durch folgende kleine Veränderungen erhöht werden:

- *Mehr Gemüse im Speiseplan (mindestens drei Portionen pro Tag):*
  als Brotbelag (Tomatenbrot, Radieschen, Gurken, Rettich oder Pasten …)
  geschnitten als Rohkost
  als grüner Smoothie,
  als Beilage zum Mittagessen
  gelegentlich als Gemüsesaft
- *Mehr Obst im Speiseplan (mindestens 2 Portionen pro Tag):*
  geschnitten als Snack
  klein geschnitten oder püriert als Zutat in Müsli, Joghurt oder Quarkspeisen
  als Obstkuchen
  als Smoothie und gelegentlich als Obstsaft oder als Schorle
- *Verwendung von Vollkornprodukten (liefern reichlich Nährstoffe)*
  Vollkornbrot zur Brotzeit (später auch als weichere Variante Vollkorntoast)
  Vollkornnudeln als Beilage
  Müsli oder Porridge aus (feinen) Haferflocken oder anderen Getreideflocken
  Verwendung von vorwiegend fettarmer Milch und Milchprodukten
- *Verwendung von hochwertigen pflanzlichen Ölen, z. B. (Vitamine)*
  Rapsöl, Walnuss, Weizenkeim-, Oliven- oder Sojaöl bei schonender Zubereitung (Dämpfen, Dünsten)
- **Smoothies immer mit Eiweiß aus Sahne oder Jogurt oder Kefir o. ä. mixen**

https://www.fitimalter-dge.de/fachinformationen/ernaehrung-im-alter/
physiologische-veraenderungen/veraenderungen-im-energie-und-naeh-
rstoffbedarf/ (Abruf 15.11.2019).

Es gibt kein Nahrungsmittel, das die Demenzerkrankung heilen kann. Wichtig ist, grundsätzlich für die Aufnahme einer ausreichenden Menge Flüssigkeit zu sorgen und möglichst die Risiken einer Mangelernährung zu vermeiden.

Ein Handbuch zur Ernährung bei Demenz heißt „Torte geht immer". Beide Autorinnen sind Mitarbeiterinnen im Haus Schwansen in Schleswig-Holstein. Das Haus Schwansen gibt es seit 1992, es ist auf Demenzkranke spezialisiert.

Das Buch enthält zahlreiche Tipps und Rezepte mit Nährwertangaben. Eines davon macht dem Buchtitel Ehre und das möchte ich Ihnen nicht vorenthalten.

Das Rezept für eine Torte, die alles hat:

Quarksahnetorte mit Dinkelvollkornboden

Für den Boden
75 g Butter
75 g Zucker und Vanille
2 Eier
1 Prise Salz
125 g fein gemahlenes Dinkel- (oder anderes) Vollkornmehl
es geht auch normales Mehl, ist aber nicht so vollwertig
1 gestr. Teel. Backpulver

Zubereitung
Alles miteinander verrühren und bei 180 Grad 20 min backen.

Quarkcreme:
250 g Sahnequark,
100 g Zucker miteinander verrühren,
1 kl. Dose Mandarinen (oder anderes Obst) dazu,
3 Tl. Speisegelatine nach Vorschrift in 3 EL Mandarinensaft auflösen,
in die Sahnequarkmasse hineinrühren,
Saft von 1/2 Zitrone + 1 Eiweiß zu Schnee schlagen,
¼ l Sahne schlagen und unter die Creme heben, wenn diese anfängt, fest zu werden.
Dann auf den Tortenboden geben und mehrere Stunden kaltstellen.

(Eigenberz & Kröhnert-Nachtigall, 2014, S. 80)

Ein weiteres Kochbuch mit vielen Anregungen für Menschen mit Demenz heißt „Genuss im Alter: Kochen für Menschen mit Demenz" (Menebröcker et al., 2008).

Es enthält eine Fülle von Rezepten mit Angaben zu Kalorien, Eiweiß, Fett und Kohlenhydraten und Hinweisen auf Gerichte für Menschen mit Schluckbeschwerden und Gerichten, die mit den Fingern gegessen werden können. Viele Gerichte mit Gemüse, Fleisch und auch mit Fisch lassen sich gut pürieren. Fisch- und Fleischgerichte enthalten viel Eiweiß und unter den Gemüsesorten sind Linsen ein guter Eiweißlieferant.

Das Buch ist gegliedert in beispielsweise Rezepte für Eintöpfe, Klassiker und süße Sattmacher. Da finden sich jede Menge Anregungen für eine abwechslungsreiche Ernährung.

Ein leckeres Beispiel aus diesem Kochbuch mag zur Anregung dienen:

Reibekuchen mit Apfelmus (Hinweis: lässt sich mit den Fingern essen)

250 g Kartoffeln
10 g Zwiebeln
10 g feine Haferflocken
Salz und Pfeffer
1 Prise Muskat
Rapsöl zum Backen
100 g Apfelmus aus dem Glas oder selbst gemacht

für 1 Person

ca. 30 Min. Zubereitungszeit

pro Portion 370 kcal
7 g EW, 11 g F, 59 g KH
Kartoffeln mit Zwiebeln sehr fein in eine Schüssel reiben. Haferflocken hinzu-fügen. Mit Salz, Pfeffer und Muskat abschmecken.
In einer Pfanne bei mittlerer Flamme das Fett erhitzen. Pro Reibekuchen 1 TL Teig in die Pfanne geben und auf jeder Seite goldbraun backen.
Das mögen doch fast alle. Dazu Apfelmus reichen.
(Menebröcker et al., 2008, S. 78)

Ein Fortschreiten der Demenz stellt immer wieder neue Anforderungen an die Kreativität und den Erfindungsgeist der Betreuungspersonen, um die Demenzkranken mit den erforderlichen Nährstoffen zu versorgen oder bei Heimbewohnern die Ernährung mit zusätzlichen Nährstoffen und Vitaminen zu ergänzen. Dazu eignen sich hervorragend Smoothies aus Obst und Gemüse sowie Joghurt- und Milchmixgetränke. Bei der Komposition und Zubereitung sollte immer bedacht werden, dass sie für den Geschmack der Betroffenen ausreichend gesüßt sind.

Es kommt immer wieder zu Situationen, in denen die Betroffenen nicht essen und trinken mögen. Wenn das nur hin und wieder vorkommt, ist das nicht weiter besorgniserregend. Jedoch sollte in jedem Fall darauf geachtet werden, dass genügend Flüssigkeit aufgenommen wird. Da hilft oft nur gut zureden und das Getränk immer wieder anbieten, das sie gerne trinken. Das Gleiche gilt für die Nahrungsaufnahme: „Hauptsache, was gegessen – auch, wenn es süß und ungesund ist."

7.4   Anregungen und Tipps für die eiligen Leserinnen und Leser

Vom Umgang mit Essen und Trinken bei Demenz – Susanne Büscher, Oecotrophologin (B.Sc)

Ernährungsberaterin DGE Hamburg, https://www.ernaehrung-alstertal.de.

Allem voran: Stellen Sie alles, was Sie bisher über gesunde und ausgewogene Ernährung wussten, auf den Prüfstand. Demenzkranke ernähren sich nicht, sondern essen – und zwar meistens nach ganz anderen Kriterien, als Sie es sich vorstellen können. Erkunden Sie mit den Demenzkranken gemeinsam, welche (auch wechselnden) Vorlieben und Abneigungen sie beim Essen haben, neugierig und kreativ, ohne Bevormundung und Bewertung Ihrerseits. Im fortgeschrittenen Verlauf der Krankheit tritt die Beibehaltung der Lebensqualität vor das Postulat einer ausgewogenen gesunden Ernährung.

Wenn Sie jedoch merken, dass Ihre Angehörige, Ihr Angehöriger

- innerhalb von 6 Monaten mehr als 10 % (oder innerhalb von 3 Monaten mehr als 5 %) an Körpergewicht verliert *bzw.*
- einen BMI (Body Mass Index, Körpergewicht in kg dividiert durch Körpergröße in m^2) von unter 20,5 aufweist *bzw.*
- eine sehr einseitige Nahrungsmittelauswahl trifft (gilt auch bei Normal- oder Übergewicht),

dann halten Sie bitte unbedingt ärztliche Rücksprache, und kontaktieren Sie eine zertifizierte Ernährungsfachkraft, zu finden unter https://www.vdoe.de/expertenpool.html oder https://www.dge.de/service/ernaehrungsberater-dge/.

Verlorenes Gewicht wieder aufzubauen ist sehr viel schwerer, als einen Gewichtsverlust zu vermeiden!

Die Grundlagen der Tab. 7.1, 7.2, 7.3 und 7.4 sind aus Informationen der Deutschen Gesellschaft für Ernährung und der Barmer Pflegekasse in Zusammenarbeit mit der Deutschen Alzheimer Gesellschaft e. V. zusammengetragen.

Tab. 7.1 Präklinisches und frühes Stadium

Ernährungsproblem	Mögliche Abhilfe
Störungen des Geruchs- und Geschmackssinns	Häufig werden Süßspeisen bevorzugt: Süßen Sie auch herzhafte Gerichte mit Zucker oder Süßstoff. Geben Sie eine süße Note hinzu (z. B. Leberwurstbrot mit Schokostreuseln, Käsebrot mit Marmelade, Bratenfleisch mit Rosinen) oder bieten Sie ein süßes Getränk beim Essen an
Appetitverlust	Erfragen Sie, wenn möglich, die „Essbiografie" der Dementen: Welches war deren Lieblingsspeise, deren bevorzugtes Getränk? Gab es bestimmte Rituale und Tischgebräuche?
	Richten Sie die Mahlzeiten optisch ansprechend an („das Auge isst mit")
	Beziehen Sie die Dementen in die Vor- und Zubereitung ein, damit sie sich auf die Mahlzeit vorbereiten können. Decken Sie den Tisch gemeinsam
	Auch Düfte (z. B. von frisch gebrühtem Kaffee oder Geräusche (so etwa der Kaffeemaschine) können Auslöser positiver Erinnerungen sein und Appetit wecken
	Körperliche Bewegung im Freien sorgt für Appetit
	Leiden die Betroffenen unter Völlegefühl oder Verstopfung?
	Ein kleiner Aperitif, wenn von der Ärztin, vom Arzt erlaubt, beispielsweise Sherry, Wein oder Pepsinwein, kann auf das Essen einstimmen
	Auch eine süße Vorspeise kann den Appetit anregen
Erhöhter Energiebedarf	Bieten Sie energiereiche Nahrungsmittel zu den Mahlzeiten an, verteilen Sie auch kleine energiereiche Snacks für zwischendurch in der Wohnung (Nüsse, Kekse etc.)
	Eine Anreicherung der einzelnen Gerichte gelingt mit Butter, Ölen, Sahne, Maltodextrinen, Eiweißpulver oder einer Trinknahrung (gibt es auch in einer geschmacksneutralen Variante)
	Gut eignen sich auch energiereiche Milch-Mix-Getränke
	Viele kleine Mahlzeiten sind sinnvoller als wenige große
	Eine Kombination von Maltodextrinlösung (Pulver mit warmem Wasser vermischen, kurz aufkochen und in eine saubere Flasche abfüllen) und hochkalorischer Trinknahrung bringt bei kleiner Verzehrmenge viele Kalorien!
Abnehmendes Durstgefühl	Platzieren Sie in der Wohnung einzelne (farbige) Gläser mit Saftschorle (evtl. in kippsicheren und gut greifbaren Trinkgefäßen). Bieten Sie häufiger Getränke (ohne Kohlensäure) an, bevorzugt werden rote und etwas dickflüssigere Säfte
	Trinken Sie in Gemeinschaft mit den Dementen, wann immer es geht

Tab. 7.2 Frühes bis mittleres Stadium

Ernährungsproblem	Mögliche Abhilfe
Störungen der Gedächtnisleistung / Aufmerksamkeit	Kündigen Sie die einzelnen Mahlzeiten (in Frageform, nicht im Befehlston, etwa „Wollen wir gleich etwas essen?") vorher an und benennen Sie die Speisen. Bei Ablehnung fragen Sie wenig später ein weiteres Mal – oftmals ist die erste Frage dann bereits vergessen
	Sorgen Sie für Ruhe zu den Mahlzeiten, stellen Sie störende Reize (wie den Fernseher) ab
	Achten Sie unbedingt auf verzehrgeeignete Temperaturen von Speisen und Getränken
Störungen des Handlungsvermögens (Einkaufen, Zubereitung von Mahlzeiten)	Achten Sie auf Kompensations- oder Verschleierungsstrategien der Betroffenen! Besonders Alleinlebende sind gefährdet. Erste Anzeichen können z. B. eine sauber aufgeräumte Arbeitsfläche in der Küche oder ein fast leerer Kühlschrank sein. Sprechen Sie Ihre Vermutung offen aus und bieten Sie Ihre Mithilfe an. Beauftragen Sie den Bringdienst eines nahe gelegenen Supermarktes oder gleich einen Lieferdienst fertiger Speisen
Störungen der Entscheidungsfindung (Auswahl an Nahrungsmitteln, reduzierte Mahlzeitenhäufigkeit und -menge)	Achten Sie auf regelmäßige Essenszeiten und gleiche Mahlzeitenabstände
	Weniger ist mehr: Servieren Sie nicht mehr als zwei Komponenten gleichzeitig. Sind z. B. Gemüse und Kartoffeln gegessen, bieten Sie das Fleisch an. Erst nach dem Abräumen des Hauptgangs gibt es das Dessert
	Essen Sie gemeinsam!
Aphasie (Störungen des Sprechens und des Sprachverständnisses)	Wenn verbale Hinweise bzw. Anweisungen nicht verstanden werden, hilft nonverbale Kommunikation durch Zeigen und Vormachen

Tab. 7.3 Mittleres bis Spätstadium

Ernährungsproblem	Mögliche Abhilfe
Dyspraxie (eingeschränkte Koordinations-fähigkeit, eingeschränkte Essfertigkeit)	Verwenden Sie spezielles Geschirr und Besteck, das das selbstständige Essen erleichtert
	Unterstützen Sie beim Essen nur so viel, wie nötig ist. Sie können z. B. die Hand antippen als Aufforderung zuzugreifen, Löffel oder Gabel in die Hand geben oder neben die gebutterte Scheibe Brot den Aufschnitt oder Käse legen
	Essen Sie zusammen! So können die Handlungsabläufe bei Tisch abgeschaut werden
	Bitten Sie um kleine Handreichungen, die noch gelingen
Agnosie (eingeschränktes Erkennen von Gegenständen, eingeschränkte Unter-scheidung von Essbarem und Nicht-Essbarem)	Bieten Sie Nahrungsmittel, Speisen und Getränke in kräftigen Farben an. Sie können diese bei Bedarf auch mit rotem Trauben-, Kirsch- oder Holunder-saft färben
	Deutliche Konturen der Speisen sind wichtig, besonders bei pürierter Kost
	Speisen, Geschirr und Essplatz sollten jeweils farbliche Kontraste bieten. So werden Kartoffeln oder Nudeln auf weißen Tellern oftmals nicht „gefunden"
	Sorgen Sie für gute Beleuchtung
	Decken Sie den Tisch übersichtlich ein – ohne Dekoration, die evtl. zum Essen verführen würde
Verhaltensprobleme (innere und äußere Unruhe, erhöhter Bewegungsdrang, gestörtes Essverhalten)	Fast alle Speisen können bei ent-sprechender Abwandlung der Rezepturen als Fingerfood angeboten werden und sollten in ein bis zwei Bissen sicher gegessen werden können, z. B. Stücke von rohem oder blanchiertem Gemüse, Sticks aus gebratenen Kartoffeln, Pizza- oder Quiche-Stückchen, verschiedene Nudel-sorten wie Tortellini oder Farfalle, zartes Fleisch in kleinen Streifen, Mini-Frikadellen, Fisch-Nuggets, Omelette-streifen, geviertelte hart gekochte Eier etc.
	Dieses Fingerfood lässt sich auch im Gehen essen. Finden Sie die bevor-zugten Laufwege heraus!

(Fortsetzung)

Tab. 7.3 (Fortsetzung)

Ernährungsproblem	Mögliche Abhilfe
Dysphagie (Schluckstörungen)	Angedickte Getränke lassen sich sicherer schlucken als reine Flüssigkeiten Achten Sie auf die optimale Konsistenz von Speisen. Diese sollte einheitlich sein (also z. B. keine Suppe mit stückiger Einlage) Eine zertifizierte Ernährungsfachkraft ist bei der Auswahl geeigneter Texturen und der Umsetzung von Rezepturen behilflich

Tab. 7.4 Spätstadium

Ernährungsproblem	Mögliche Abhilfe
Verweigerung der Nahrungsaufnahme	Insbesondere hier kommt es auf eine geschulte und umsichtige Art der Anreichung des Essens an! Diese muss den Defiziten und Fähigkeiten der Erkrankten unbedingt angepasst sein. Setzen Sie sich zum Anreichen hin und achten Sie besonders auf kleine Signale. Auch die richtige Körperhaltung de Essenden spielt eine große Rolle. Versuchen Sie auf keinen Fall, den Schluckreflex „künstlich" auszulösen Eine künstliche Ernährung wird nur im frühen oder mittleren Stadium der Krankheit vorgeschlagen, um vorübergehend eine Krisensituation mit unzureichender Ernährung zu meistern Bei schwerer Demenz, insbesondere im finalen Stadium, ist eine Sondennahrung nicht (mehr) indiziert. Hier geht es vielmehr um die Förderung des Wohlbefindens

Literatur- und Internethinweise

DGE-Qualitätsstandard für die Verpflegung in stationäre Senioreneinrichtungen. (Hrsg.). DGE e. V. Godesberger Allee 18, 53175 Bonn. www.fitimalter-dge.de. Zugegriffen: 15. Nov. 2019.

Volkert, D., et al. (2015). ESPEN guideline on nutrition in dementia. *Clinical Nutrition*. https://doi.org/10.2016/j.clnu.2015.09.004.

Wüstenberg, D. (2014). *So bleiben Essen und Trinken im Alter ein Genuss*. Verlag PRO Pflege Management.

Sieber, G. Dr. phil. (2016). Ernährung bei Demenz. DGE-Info 12/2016.

DGE-Praxiswissen. (2015). *Essen und Trinken bei Demenz. Broschüre IN FORM. Fit im Alter* (2. Aktualisierte Aufl., 2). Korrigierter Nachdruck.

Menebröcker, C., Rebbe, J., & Gross, A. (2008). *Genuss im Alter: Kochen für Menschen mit Demenz*. Books on Demand GmbH.

Eigenberz, I., & Kröhnert-Nachtigall, A. (2014). *Torte geht immer Handbuch für Ernährung bei Demenz*. Vincentz Netzwerk

Deutsche Gesellschaft für Ernährung e. V. (Hrsg.). (2009). DGE-Qualitätsstandard für die Verpflegung in stationären Senioreneinrichtungen. Bonn, kostenloser Download der Broschüre und weiterer Informationen unter. www.fitimalter-dge. de.

https://www.wegweiser-demenz.de/informationen/medizinischer-hintergrund-demenz/vorbeugung-und-praevention/ernaehrung.html.

https://www.deutsche-alzheimer.de/ueber-uns/presse/artikelansicht/artikel/ernaehrung-bei-demenz-schwerpunktthema-im-alzheimer-info-12019.html.

8

Wenn die Sprache weniger wird

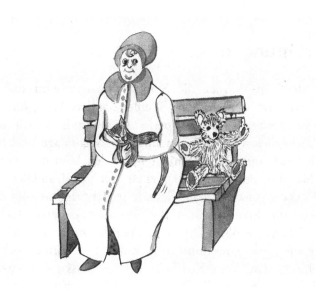

© Springer-Verlag GmbH Deutschland, ein Teil von Springer Nature 2022
I. Riechert, *Was kommt bei Demenz auf uns zu?*,
https://doi.org/10.1007/978-3-662-62850-8_8

In diesem Kapitel sind einige kleine Themen versammelt. Wenn die Sprache weniger wird und nicht mehr der Hauptweg zur Kommunikation ist, dann werden andere Wege wie die Berührung, beispielsweise durch die beschriebene Handmassage, durch Hören und Summen oder einfach nur Kuscheln und Beisammensein. Trotz allem trägt es immer noch zur Würde und zum Wohlfühlen bei, schön gekleidet und frisiert zu sein. Auch das soll in diesem Kapitel gewürdigt werden.

8.1   Welche Fragen gibt es?

- Wie kann der bzw. die Betroffene noch aktiv am Leben teilhaben?
- Welche Impulse werden zur Aktivierung benötigt?
- Was ist noch wichtig?

8.2   Berührungen

Es kommt die Zeit, in der die Sprache weniger wird und die Kommunikation mit den Menschen mit Demenz andere Wege finden muss. Es bleiben die Körpersprache mit Körperhaltung, Mimik, Gestik und die verschiedenen Ausdrucksmöglichkeiten über die Stimmlage und den Tonfall. Wenn der Mensch mit Demenz nicht mehr den Sinn der Worte versteht, dann berührt ihn dennoch sehr genau der gefühlsmäßige Inhalt des Gesagten. Er spürt genau, welche Gefühle in der Stimme mitschwingen, sei es Ärger, Ungeduld, Freude, Trauer, Beruhigendes oder etwas Liebevolles.

Die Haut ist unser größtes Organ und Berührung ist bis zum Lebensende ein weiterer wichtiger Kommunikationskanal. Die Formen der Berührung können vielfältig sein. Vom Kuscheln bis zur Massage ist vieles möglich. Wichtig ist dabei nur, dass die Wünsche des Menschen mit Demenz dabei im Vordergrund stehen.

Ein ganz wichtiger Weg der Kommunikation ist die von Herz zu Herz — mit den Schwingungen der Verbundenheit, des gegenseitigen Einverständnisses, von Innigkeit und Liebe.

Obwohl Austausch über die Sprache nicht mehr gelingt, können auch über andere Wege zentrale und wichtige Botschaften gesendet und empfangen werden. Das Wesentliche wird auf diese Weise von ihm aufgenommen. Das ist wie beim kleinen Prinzen: Das Wesentliche ist unsichtbar und wird auf besondere Weise erfasst. Das können Menschen mit Demenz bis zum Ende ihres Lebens.

„Von Herz zu Herz ohne Worte"

Fritz Runde ist 87 Jahre alt. Er hat in seinem Leben viel erlebt: Zwei Weltkriege, russische Gefangenschaft und anschließend den Wiederaufbau der Bundesrepublik. Er hat sein Leben mit Mitte Vierzig noch einmal neu aufgebaut. Nie war er ein Mann großer Worte, er hat immer viel gearbeitet, sowohl beruflich als auch in seinem Garten. Jetzt lebt er seit einigen Monaten in einer Pflegeeinrichtung, weil er es zu Hause alleine nicht mehr schafft. Die Einrichtung ist klein und er wird dort liebevoll versorgt und ist als einziger Mann im Haus der Hahn im Korb. Er hat dort ein großes lichtes Zimmer, in dem er jetzt meist mit geschlossenen Augen in seinem Ohrensessel sitzt. Für seine Ehefrau und den Sohn ist er nicht mehr so recht vorhanden, weil sie mit ihm nicht mehr so interessante Gespräche führen können wie früher. Aber er bekommt regelmäßig Besuch von seiner Tochter. Sie setzt sich zu ihm auf die Lehne, legt den Arm um ihn, küsst ihn auf die Stirn und begrüßt ihn liebevoll „Hallo Paps, ich bin's, deine Tochter Nina" Er nickt und lächelt wissend. Stolz und Anerkennung sind in sein Gesicht geschrieben. Dann nimmt er ihre Hand, drückt sie sanft und schaut ihr in die Augen. Sein Blick ist voller Liebe und der Tochter wird ganz warm ums Herz. Sie schauen einander lange an, die Tochter drückt seine Hand und er drückt sie zweimal zurück.

Sie erinnert sich, früher hat sie immer am Fußende seines Bettes gesessen, wenn er Mittagsruhe gemacht hat. Dann haben die beiden miteinander gesprochen, Schokolade gegessen und selbst gedrehte Zigaretten geraucht. Das Sprechen ist jetzt nicht mehr wichtig, aber die liebevolle Verbindung auch ohne Worte ist geblieben. Von Herz zu Herz bis zum Schluss.

In dieser Fallgeschichte sind es der Blickkontakt und die Berührung, die eine Verbindung zwischen Vater und Tochter schaffen.

Trost und Berührung werden immer wichtiger, wenn die Gesundheit schwächer wird und das Leben sich dem Ende nähert. Berührung ist wohltuend, ob als Massage oder als sanfte Berührung.

Der Tastsinn ist einer unserer ersten Sinne. Berührung ist die erste und auch letzte Möglichkeit, miteinander zu kommunizieren und sich miteinander zu verbinden. Viele wissen das sicherlich aus eigener Erfahrung. Berührung macht ganz oft einen Unterschied in Situationen, die uns ängstigen, in denen wir Schmerzen verspüren oder in denen wir traurig sind: Sie kann Bindungen herstellen und vertiefen, Angst verringern, Schmerzen lindern, Stress reduzieren, Wohlbefinden steigern, Unruhe besänftigen, Spannungen lösen, den Atem beruhigen, das Gefühl von Sicherheit, Geborgenheit und Zugehörigkeit geben, trösten, Liebe vermitteln und dem anderen sagen: „Ich bin da". Sie kann sogar geistiger Austausch sein und eine enge Verbindung fühlbar machen.

Segen spenden geschieht auch oft mit Berührung und sicherlich werden viele wissen, wie Kraft spendend und energiereich die segnende Hand sein kann.

Berührung ist wohltuend und entspannend. Berührung stellt eine wirkliche, echte, oft auch innige Verbindung zwischen zwei Menschen dar und erzeugt oft körperliches Wohlbefinden. Wenn Sprache weniger als Ausdrucksform möglich wird, dann wird Berührung das wichtigste Mittel zur Kommunikation und kann die Liebe durch Berührung fließen lassen.

Aber Berührung ist nicht gleich Berührung. Viele Berührungen, so auch in der Pflege von Menschen, zielen eher auf waschen, abtrocknen, eincremen, anziehen sowie die körperliche Versorgung ab.

8.3   Handmassage

Handmassage ist eine besondere Art von Pflege: Sie pflegt die Seele. Menschen mit Demenz können einen großen Nutzen aus der Massage ziehen, der ein ganz persönlicher Austausch mithilfe von Berührung ist. Handmassage verringert innere Unruhe und kann Aufmerksamkeit und Wachheit fördern.

Eine Handmassage gibt man nicht nebenbei. Deshalb ist es bei der Handmassage nötig, sich als Gebende, als Gebender vorzubereiten, sich innerlich zu zentrieren, sich noch einmal das Ziel der Massage zu verdeutlichen und auf den Empfänger, die Empfängerin einzustimmen. Wichtig ist es, die innere Zentrierung eine Zeitlang aufrecht zu erhalten. Empfohlen werden Zeiten zwischen 3 und 30 min. Das ist eine Frage der Übung. Bei der inneren Zentrierung geht es darum, selber innerlich zur Ruhe zu kommen, die eigenen Gedanken ziehen zu lassen, sich auf den eigenen Atem zu konzentrieren. Das Wesentliche an der Zentrierung ist, sich am Ende voll und ganz auf die Handmassage und den Empfänger bzw. die Empfängerin der Massage konzentrieren zu können, ohne an die bevorstehenden Aufgaben oder den nächsten Einkauf zu denken, sondern während der Massage ganz bei der Sache zu sein. Dann wird diese Massage ihre volle wohltuende Wirkung entwickeln können.

Fahrplan für Handmassagen und Berührungen
1. Zustimmung bzw. Erlaubnis einholen und einfache Worte finden.
2. Vor Beginn der Massage gründlich die Hände waschen, Ringe und Armbänder abnehmen und darauf achten, dass die Fingernägel kurz sind.
3. Den Empfänger bzw. die Empfängerin bequem lagern bzw. setzen, sodass er bzw. sie gut und frei atmen kann und nichts drückt.

4. Sich als Gebender, als Gebende bequem hinsetzen.
5. Vor der Massage sich als Gebender, als Gebende kurz zentrieren (bewusst ein- und ausatmen).
6. Mit leichten Berührungen an der Schulter und dem Oberarm beginnen (das ist oft die Geste des Tröstens und der Fürsorge).
7. Langsame kreisförmige Bewegungen um das Schultergelenk ausführen (rechte Hand an linker Schulter und umgekehrt).
8. Mit den Berührungen hinunter zum Ellenbogen gehen.
9. Kreisende Bewegungen über dem Handgelenk ausführen.
10. Wärmende und kreisende Bewegungen über die Fingerknöchel und die Hand von unten stützen, sodass sie sich entspannen kann und sicher ruht.
11. Die Hand in beide Hände nehmen und mit dem Daumen oben auf dem Handrücken streichen vom Zentrum zum Rand, den ganzen Handrücken entlang, mindestens drei Mal bis zum Ansatz der Finger Stück für Stück entlangstreichen.
12. Bei den Handflächen am Handgelenk beginnen und bis zu den Ballen der Finger streichen.
13. Entlang der einzelnen Finger vom Ballen bis zur Fingerspitze streichen und die Fingerspitzen mit zwei Fingern eine Weile halten.
14. Die Massage auf der einen Seite mit einer leichten Berührung der Schulter beenden und die Seite wechseln.
15. Der Massage bewusst einen Endpunkt setzen und danach gründlich die Hände waschen.

Diese Massage ist gemeinsam verbrachte intensive Zeit ohne äußere Ablenkung – ein großer Schatz, wenn sie gut gelingt.

Während der Massage sollten Sie Stellen und Körperteile mit Verletzungen meiden und bei störenden Symptomen erst einmal Ursachen abklären.

Die Tiefe der Massage sollte sich nach der Beschaffenheit der Haut richten. Bei ganz zarter, dünner Haut älterer Menschen sollte man vorsichtiger und sanfter sein als bei einem muskulösen Arm. Mit sanften Massagen ist man wohl generell auf der sicheren Seite. Wenn Sie sich eine Massage nicht zutrauen, sind auch liebevolle Berührungen an Schulter, Arm, Ellenbogen, Schlüsselbein, Unterarmen, Händen und Füßen ebenso gut.

Es ist besser, mehrmals in der Woche kurze Massagen zu geben als einmal pro Woche eine lange. So verteilen sich Genuss und Entspannung auf mehrere Tage. Bei Berührungen immer auf die Reaktion der Betroffenen achten und schauen, ob es ihnen gerade angenehm ist (Goldschmidt & van Meines, 2015, S. 137f).

Besuch mit Massage

Anni Grote, 89 Jahre, lebt in einer Pflegeeinrichtung. Sie war früher eine herbe Frau, tatkräftig, fordernd und ungeduldig. Jetzt ist sie schwächer geworden. Sie bekommt regelmäßig Besuch. Sie liebt und genießt es, von ihrem Besuch massiert zu werden. Ihre Lieblingsstelle ist im Schulterbereich und am unteren Rücken. Mit wenigem Worten dirigiert sie die Massierenden: „weiter unten", „nicht so fest", „jetzt ist gut". Wenn Frau Runge zu Besuch kommt und ihr sagt: „Ich bin Frau Runge und bin gekommen, um Sie zu massieren", sagt sie schon mal „denn man los".

Wenn sie eine Katze wäre, dann würde sie bei der Massage schnurren.

8.4 Kuscheln

Das Kuscheln wird immer wichtiger. Menschen mit Demenz sind oftmals sehr direkt in der Äußerung und der Umsetzung des Kuschelbedürfnisses.

Die neue Nachbarin

Marie Wiese hatte im Pflegeheim eine neue Nachbarin bekommen. Elvira Marx hieß die neue Mitbewohnerin. Sie war Marie Wiese gleich sehr vertraut. Die beiden saßen oft zusammen im Gemeinschaftsraum. Elvira Marx besuchte Marie Wiese auch oft in ihrem Zimmer und bediente sich voller Vertrauen aus ihrem Kleiderschrank. Die Kleider, die sie probierte, passten ihr sogar sehr gut! Marie Wiese ließ das wohlwollend geschehen. Sogar als Elvira Marx in der Nacht immer öfter in ihr Zimmer kam und sich zu ihr ins Bett kuschelte, war sie bereit, es mit ihr zu teilen. Sie kuschelten sich aneinander und wärmten sich gegenseitig.

Diese Geschichte erinnert an die Kindheit, in der sicherlich auch viele zu Elternteilen oder Geschwistern ins Bett geschlüpft sind, um zu kuscheln. Kuscheln tut gut, schafft Verbindung und ist gemütlich (ich spreche hier ausdrücklich nicht von Missbrauch, sondern von liebevoller Zugewandtheit).

Kuscheltiere

Aus der Kindheit kommt eine weitere Anregung zum Kuscheln: das Kuscheltier. Es half schon früher, Einsamkeit zu vertreiben und zu trösten. Ein Kuscheltier kann auch Menschen mit Demenz ein Beistand sein. Ausgesprochen gut eignen sich Tiere mit einem besonders kuscheligen Fell. In einer Senioreneinrichtung hat die Betreuerin für ihre Bewohner Hunde beschafft, und die Bewohner waren dankbar und glücklich mit ihren Tieren.

Frühere Katzenbesitzer finden bestimmt auch eine Katze wunderbar. Bei der Auswahl der Kuscheltiere ist der Fantasie keine Grenze gesetzt.

Sie sollten beim Kauf darauf achten, dass die Tiere flauschig, waschbar und nicht entflammbar sind. Zum Waschen kann man Feinwaschmittel benutzen.

8.5   Schick und schön

Zur Würde und zum Wohlbefinden gehört in jedem Fall auch in dieser Lebensphase ein gepflegtes Erscheinen.

Schick und schön

„Sie sehen heute aber schick aus", wird von der dementen Margot Hausmann nur mit Gegrummel beantwortet. Dennoch bemerke ich sehr wohl, dass mein Kompliment bei ihr angekommen ist.

„Sie haben eine tolle Frisur", und die Bewohnerin strahlt.

„Ich brauche mal jemanden, der meine Hände und Füße pflegen kann", bittet Birgit Brückner ihre Betreuungsperson.

„Ihre Mutter braucht neue Unterhemden, können Sie mal welche mit einer schönen Spitze besorgen?", kommt als Anregung vom Pflegepersonal.

Alle diese kleinen Fallbeispiele zeigen, dass gepflegtes Aussehen, Schönheit, schicke Kleidung, eine tolle Frisur auch im Alter und auch mit Demenz wichtig sind.

Das gilt überall: egal, ob die Betroffenen zu Hause leben oder eine Tagesstätte besuchen, in einer Wohngruppe leben oder aber in einem Pflegeheim betreut werden. Überall kommen Angehörige, Freunde, Nachbarn zu Besuch, und die Betroffenen kommen mit anderen Menschen zusammen. Früher hatten die Damen und Herren, die jetzt an Demenz erkrankt sind, sicherlich Schick und Schneid und ich denke, dass ihnen dies im Alter weiterhin zusteht und ermöglicht werden soll. Es gibt bestimmt Lieblingsfarben und Lieblingskleidungsstücke und wer früher Hüte getragen hat, sieht bestimmt auch im Alter damit geschmackvoll aus.

Ein anderer Punkt sollte auch bedacht werden:

Viele ältere Menschen bewegen sich nicht mehr so viel und haben ein anderes Temperaturempfinden. Man sollte immer daran denken, sie warm genug anzuziehen.

Das wird in den Pflegeeinrichtungen von dem aktiven Pflegepersonal oft nicht bedacht.

Das Kleidungsthema, also Vorlieben, Lieblingsfarben und -stücke, sollte bei einer Unterbringung ebenso dem Personal übermittelt werden wie die Essensgewohnheiten und wichtige Lebensthemen. Wenn auf Kleidung und Schick achtgegeben werden muss, dann empfiehlt sich, besonders bei den Mahlzeiten für Kleiderschutz zu sorgen. Am besten eignen sich natürlich große Servietten, so wie sie früher üblich waren.

Kleckern passiert und darum sollte nicht viel Aufhebens darum gemacht werden. Autonomie hat in diesem Fall Vorrang und ein Kleiderschutz hilft, die Malheure zu begrenzen. Ist es doch einmal passiert und Pullover, Bluse oder Jacke haben eine „Kleckerbahn", dann ist es eine Frage der Würde, den Menschen nicht unnötig lange mit vollgekleckerter Bekleidung herumlaufen zu lassen. Allerdings ergibt natürlich auch ständiges Umziehen keinen Sinn. Wichtig ist, bei allem Augenmaß zu bewahren. Die Notwendigkeit des Wechselns hängt natürlich vom Umfang der Kleckerbahn ab. Sollte ein Wechsel der Kleidung nicht möglich sein, hilft schnell ein Tuch, das die Kleckerbahn bedeckt.

Es gibt in den Einrichtungen oft als Kleiderschutz waschbare Stoff- oder Frotteetücher. Sie sind waschbar, wiederverwendbar und hygienisch. Varianten aus Plastik und Papier sollten eher die Ausnahme und eine Notlösung sein.

Das rettende Tuch

Bettina Reimer war mit ihrer Mutter in der Oper verabredet. Die beiden hatten zusammen ein Ballettabonnement. Wie immer reiste Mutter Reimer mit dem Taxi an. Bei der Abgabe der Mäntel an der Garderobe dann der Schreck: Ein langer Fleck zierte Bluse und Jacke. Hier musste schnell mit einem Tuch improvisiert werden, und danach konnte die Vorstellung entspannt genossen werden.

Wäsche im Pflegeheim

Bei einer Unterbringung in einem Pflegeheim ist das mit den schicken Kleidungsstücken so eine Sache. Die Kleidung wird oft in eine Wäscherei gegeben und nicht im eigenen Haus gewaschen. Sie bekommt einen Barcode aufgeklebt, sodass genau dokumentiert werden kann, wie oft dieses Stück von welcher Person und Einrichtung in der Wäscherei gewesen ist.

Die Wäscherei nutzt aus hygienischen Gründen ein aggressiveres Wasch-pulver als normalerweise im Haushalt benutzt wird. Die Wäsche wird mit 40/60 Grad gewaschen und im Trockner getrocknet. Das führt dazu, dass die Wäsche zwar keimfrei ist, aber Pullover und andere feine Kleidungs-stücke Kindergrößen annehmen können und Farben manchmal nicht wiederzuerkennen sind. Es kann auch vorkommen, dass Kleidungsstücke verschwinden oder in einem Wäschepaket anderer Bewohnerinnen und Bewohner landen.

Bei Baumwollstoff reißt nach einer gewissen Zeit der Stoff um den Bar-code aus, denn der Stoff ist zwar weich und flexibel, doch der Barcode ist es nicht.

Wichtiger Tipp für Angehörige

- Beim Kauf der Kleidung darauf achten, dass die Wäsche bei 40 °C wasch-bar und trocknergeeignet ist oder von den Angehörigen selber gewaschen wird.
- Den Kleiderschrank ab und zu durchsehen und pflegen und schauen, dass genug vorhanden ist. Ab und zu auch man etwas Neues mitbringen.
- Manchmal geht die Wäsche – auch Pullover und Jacken – nachdem sie einen Tag getragen wurde bereits in die Wäsche, dann ist der Verbrauch entsprechend hoch.

Schicke Frisur und Wohlgefühl

Der Friseurbesuch ist oft mit einem Wohlgefühl verbunden und sollte auch im Alter und mit Demenz möglich sein. Am besten ist natürlich der Besuch im Friseursalon. Um Gefühle von Unsicherheit zu vermeiden, kann man natürlich auch zu zweit einen Friseurtermin buchen oder einfach mitgehen und genüsslich alle Illustrierten studieren, während die Angehörigen gepflegt werden. Es gibt auch Friseure, die Hausbesuche machen oder in die jeweilige Einrichtung kommen. Für die Damen einen „Beauty-Tag" zu organisieren und zu gestalten, macht sicherlich allen Beteiligten Freude. Zu „Beauty" gehört auch die Fußpflege, die in der Regel mit einem angenehmen Fußbad eingeleitet wird. Bei Diabetikern ist sie aus medizinischen Gründen angezeigt und bei allen anderen gehört sie zu den Wohlfühlanwendungen ebenso wie schön gepflegte Hände und lackierte Fingernägel.

Für Friseur und Fußpflege lohnt sich der Besuch in einer Einrichtung, wenn sie mehrere Personen zu versorgen haben. Es lässt sich bestimmt in der näheren Umgebung jemand finden, der diese Dienstleistungen anbieten mag. Bei wohnortnahen Konzepten und vor Ort integrierten Häusern gibt es oft auch einen Salon im Haus, der auch externen Besucherinnen und Besuchern offensteht.

Körperpflege

Ganz wichtig ist es, bei der Körperpflege auf hautfreundliche Produkte und den individuellen Wohlfühlfaktor zu achten. Das gilt für alle Hautcremes und Hautlotionen. Hilfe beim Duschen, Waschen, Eincremen sollte auch immer wieder mit angenehmer Berührung verbunden sein.

> „Sie können gerne die Orangenpflegedusche (einer hautfreundlichen Marke) wieder mitbringen. Wenn ich Ihre Mutter dusche, dann genießen wir beide diesen schönen leckeren Duft."

Alles, was dem Wohlbefinden dient, hilft den Betroffenen, sich sicher und geborgen zu fühlen, sei es mit einem angenehmen Gefühl auf der Haut und einem schönen Duft und dem Gefühl von Frische. Auch Männer genießen die Körperpflege und gepflegte Hände und Füße. Doch bei ihnen geht es auch zusätzlich sicher mehr ums Rasieren und Bändigen der Bartstoppeln. Aber auch das ist wichtig für ein gutes Gefühl und ein gepflegter Bart gehört zum Wohlbefinden dazu.

8.6 Musik – Singen und Summen

Die Ohren sind das erste Sinnesorgan, das im Mutterleib gebildet wird. Schon im Mutterleib nimmt der Fötus bereits Töne wahr.

Die Bedeutung des Singens und der Musik kann nicht oft genug betont werden. Überall, wo Menschen in Gruppen zusammengekommen sind, wurde gesungen und musiziert.

Gemeinsames Singen ist eine Form des Musizierens und schafft Gemeinschaft und Zugehörigkeit. Es gab und gibt viele Gelegenheiten, bei denen Menschen gemeinsam singen und musizieren: im Kindergarten, in der Schule, in Gruppen am Lagerfeuer oder beim Wandern, zu den Jahreszeiten, beim Karneval und zu kirchlichen und anderen religiösen Festen. Es gibt eine Fülle von Liedern, die das Leben begleitet haben. Nicht zu vergessen Schlager, Pop-Musik, Chansons, Swing, Jazz und Rock'n'Roll. Musik berührt die Seele und ist gebunden an emotionale Ereignisse.

Jedes Leben ist verbunden mit Musik und jeder Mensch hat den Soundtrack seines persönlichen Lebens.

Der gemeinsame Genuss von Musik oder eines Konzertes hat schon immer eine Verbindung zwischen den Menschen geschaffen. Musik ist Balsam für die Seele und hilft auch über schwere Zeiten hinweg.

Töne und Geräusche bilden eine Brücke zum Leibgedächtnis und können auf diese Weise auch gelerntes Wissen wie Texte von Volks- und Kirchenliedern wieder hervorrufen. Es fällt immer wieder in Singkreisen auf, wie sicher plötzlich Liedtexte mit mehreren Strophen gesungen werden. Singen, Musik hören und selber Instrumente spielen gehört in der Arbeit mit Menschen mit Demenz zu den Angeboten, die Fähigkeiten fördern und erhalten. Gemeinsames Singen hebt die Stimmung und regt die Menschen mit Demenz an. Besonders deutlich konnte man dies mitverfolgen bei der Dokumentation des ZDF über einen Chor mit Menschen mit Demenz und ihren Angehörigen. Die Dokumentation wurde im Fernsehen ausgestrahlt und ist immer noch in der Mediathek des ZDF zu finden unter: https://www.zdf.de/dokumentation/unvergesslich-unser-chor-fuer-menschen-mit-demenz.

Diese Dokumentation zeigt eindrucksvoll, wie das gemeinsame Singen die Menschen mit Demenz belebt, berührt, glücklich macht und bis in den Alltag und das Zusammenleben mit den Angehörigen hineinwirkt.

Bei fortgeschrittener Demenz, wenn auch die Texte nicht mehr sicher erinnert werden, ist das Summen von Melodien und das gemeinsame Musikhören immer noch eine Möglichkeit, gemeinsam die Seele zu pflegen und eine entspannte Zeit zu haben.

8.7 Tipps für Angehörige

1. Nehmen Sie sich Zeit, um gemeinsam mit den Menschen mit Demenz eine schöne und innige Begegnung zu haben. Das bereichert beide gleichermaßen.
2. Körperkontakt und Musik sind jetzt die wesentlichen Zugänge zur Seele und zum Herzen. Miteinander singen, Musik hören oder einfach nur leise summen tut den Beteiligten gut.
3. Achten Sie auf ein gepflegtes Aussehen. Das gehört zur Würde des Menschen.
4. Besuchen Sie mit Ihren Angehörigen Musikveranstaltungen, Konzerte und Singkreise oder laden Sie zum gemeinsamen Singen Freunde bzw. Familienmitglieder ein.
5. Erkunden Sie, ob Ihre Angehörigen Kuscheltiere oder eine Puppe mögen.
6. Eine Handmassage können Sie auch nach der Anleitung in der Familie oder mit Freunden ausprobieren und selbst herausfinden, wie wohltuend sie ist.

Literatur- und Internethinweise

Goldschmidt, B., & van Meines, N. (2015). Handmassage bei Demenz und in der Palliativpflege. Verlag modernes lernen Borgmann GmbH & Co KG.
https://www.zdf.de/dokumentation/unvergesslich-unser-chor-fuer-menschen-mit-demenz (Abruf 04.01.2022).

9

Abschied nehmen und loslassen

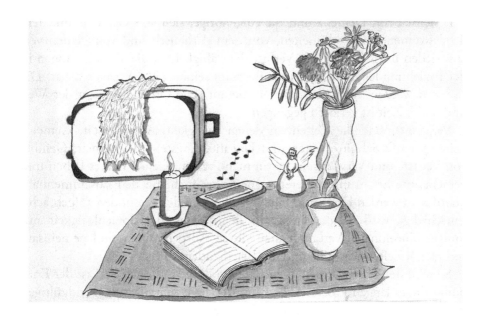

Abschied nehmen und loslassen ist vielleicht die schwierigste Aufgabe, die die Erkrankung an den Menschen mit Demenz und an die Angehörigen stellt. Die letzten Aufgaben für Angehörige sind den Sterbeprozess zu begleiten und für einen Raum sorgen, in dem sich der Sterbende wohl fühlen kann. Es ist nicht einfach, als Angehörige, als Angehöriger eine Haltung einzunehmen, die es den Sterbenden erlaubt, loszulassen und zu gehen. Um sich dem Abschied ganz widmen zu können, nehmen Sie die Unterstützung durch zahlreiche Menschen und Berufsgruppen, die mit dem Thema Sterben vertraut sind, in Anspruch und packen einen Koffer für die letzte Reise.

Im Grunde genommen beginnt der Abschied bereits mit der Diagnose. Diese bedeutet, dass sich der geliebte Mensch langsam, aber sicher immer weiter von uns und der gemeinsamen Welt entfernt und in seine eigene Welt hineingleitet. Es hat in den letzten Jahren bis zum jetzigen Zeitpunkt immer wieder Momente des Abschieds und der Trauer gegeben: wenn beide, der Mensch mit Demenz und die Angehörige, sich von Gemeinsamkeiten, liebgewonnenen Gewohnheiten, von dem Austausch und von Plänen verabschieden mussten und der Verlust der Fähigkeiten, die Veränderungen in der Beziehung langsam, aber unaufhaltsam seinen Einzug gehalten hat. Die Liebsten werden nicht mehr sicher erkannt. Die Orientierung in der Welt und in der Zeit ist verloren gegangen.

Vergangen sind die Zeiten, in denen Bissigkeit, Aggressivität, Gemeinheiten scharfe Schnitte waren und Unruhe, Ängste, Unsicherheit, Gefühle von Verirrt- und Verwirrtsein bestimmend waren. Gemeinsames Leben und gemeinsame Erfahrungen bieten keine Stütze mehr für den Zusammenhalt. Stattdessen werden Liebe und Fürsorge eher von den Gesunden aufgebracht. Entschädigt wird dieser Einsatz in den Phasen der Sprachlosigkeit mit inniger emotionaler Verbundenheit durch Körperkontakt und gemeinsam verbrachte Zeiten der Stille und des Beieinanderseins.

So wird der Abschied bereits in Raten vollzogen und der Tod ist der Endpunkt dieses langen Prozesses. Es kann durchaus sein, dass dem endgültigen Abschied auch eine Reihe schwerer Entscheidungen vorausgehen.

9.1   Welche Fragen gibt es?

- Was ist jetzt wichtig?
- Wie kann man sich auf den endgültigen Abschied vorbereiten und den geliebten Menschen in Frieden gehen lassen?
- Wie kann ich den sterbenden Angehörigen, die sterbende Angehörige begleiten?

9.2 Anzeichen für den beginnenden Sterbeprozess

Bei Menschen mit Demenz fällt es oft schwer, den Beginn der Sterbephase zu erkennen. Es gibt dennoch einige Anzeichen, die Hinweise darauf geben, dass diese letzte Phase des Lebens begonnen hat:

Zu diesen Anzeichen gehören ausgeprägte Schwäche, Bettlägerigkeit, zunehmende Schläfrigkeit und abnehmendes Interesse an der Umgebung, schwacher Puls und Abfall des Blutdrucks, kalter Schweiß, oft auch Unruhe. Nahrung und Flüssigkeit werden nicht mehr aufgenommen, der Mund ist trocken und steht oft offen, und die Augen schauen in die Weite. Ein weiteres Anzeichen ist ein weißes Mund-Nase-Dreieck, das häufig auch als spitze Nase beschrieben wird.

„Oma hat so eine spitze Nase"

Elisabeth Pahl, 94 Jahre alt, lebt seit einigen Jahren in einem Pflegeheim. Sie wird regelmäßig von den Kindern, den Enkeln und Urenkeln besucht. Elisabeth Pahl war immer eine aktive Frau – auch als Mensch mit Demenz war sie immer noch rege. Nun hat sie langsam das Interesse an ihrem Umfeld verloren und lebt in sich zurückgezogen. Alle merken, dass Oma Pahl langsam schwächer wird. Eines Tages ruft die Enkelin ihre Mutter an und sagt: „Ich glaube, du musst jetzt kommen, Oma sieht so anders aus, sie hat so eine spitze Nase bekommen." Die Mutter macht sich bei dieser Ansage ihrer Tochter auf den Weg. Am Abend desselben Tages schläft Oma Pahl ganz friedlich ein.

Im Vorfeld kann es schon aufgrund der Abwehrschwäche zu vermehrten Infekten kommen, von denen sich die Pflegebedürftigen nicht mehr richtig erholen. Trotz fachgerechter Lagerung kann es zu Dekubitus (wunden Stellen an der Haut) kommen, die nicht mehr abheilen. Der Körper hat sich umgestellt.

In der Sterbephase essen und trinken die Menschen nicht mehr. Das ist eine natürliche Reaktion des Körpers. Er benötigt keine Energie mehr. In dieser Phase sterben die Menschen nicht, weil sie nicht mehr essen und trinken, sondern andersherum: Sie essen und trinken nichts mehr, weil sie sterben und die inneren Organe langsam ihre Aktivität einstellen.

Wichtig sind in dieser Zeit genaue Beobachtungen, um Veränderungen an der Mimik und dem Gesichtsausdruck wahrzunehmen.

9.3   Was dem Sterbenden hilft

Viele Menschen wünschen sich, zu Hause zu sterben. Das ist für alle Beteiligten schön, wenn die pflegenden Angehörigen den Pflegebedürftigen, die Pflegebedürftige zu Hause aufnehmen und pflegen können. Wobei der Begriff zu Hause aber auch meinen kann, in vertrauter Umgebung mit vertrauten Menschen an einem Ort zu sein, an dem sich der bzw. die Sterbende wohlfühlen kann. Das kann auch ein Hospiz oder eine Pflegeeinrichtung sein, in der der bzw. die Betroffene schon länger lebt.

Sterbenden Menschen ist oft wichtig, Rückschau zu halten, Dinge zu einem guten Ende zu bringen, Menschen noch einmal zu sehen, letzte Wünsche zu äußern, um das Leben abzurunden. Bei Menschen mit Demenz ist dies nicht möglich, weil ihnen die kognitiven Fähigkeiten und das Zeitgefühl fehlen. Sie fühlen sich oft eher jung, in früheren Zeiten, die dem Langzeitgedächtnis zugänglich sind. Sie leben in einem ständigen Fluss im Hier und Jetzt mit aufkommenden Bildern aus der Vergangenheit. Das können angenehme oder aber auch unangenehme Bilder sein.

Als Grundgefühl bleiben die Unsicherheit und das Bedürfnis nach Schutz, Sicherheit, Geborgenheit, liebevoller Zuwendung und Körperkontakt. Erst dann ist eine Entspannung möglich.

Neben dem Bedürfnis nach Schutz und Geborgenheit haben die Sterbenden auch ein Bedürfnis nach Ruhe, dem sollte unbedingt Raum gegeben werden.

Weitere Bedürfnisse erschließen sich eher mit Einfühlungsvermögen und genauen Beobachtungen. Bei trockenem Mund möchten beispielsweise die Lippen befeuchtet werden. Auch sogenanntes herausforderndes Verhalten (Unruhe, Schreien) gibt Hinweise auf innere Not und unerfüllte Bedürfnisse. Häufig sind es wie bei den ganz Kleinen Hunger, Durst, Pipi, Schmerzen oder eine unbequeme Lage.

In der Sterbephase geht es zum Ende hin nur noch ums Wohlfühlen und nicht mehr um belastende Behandlungen wie das Setzen einer PEG-Sonde zur künstlichen Ernährung oder Operationen an geschädigter Haut. Damit ist häufig für Angehörige die Entscheidung verbunden: Lassen wir unseren Angehörigen, unsere Angehörige jetzt sterben oder nicht?

Das ist keine leichte Entscheidung und sie muss unbedingt im Sinne des Menschen gefällt werden, der vor seinem Lebensende steht.

„Der Hausarzt trifft eine Entscheidung"

Karoline Ellert ist 92 Jahre alt. Sie wurde in den letzten Monaten immer kleiner und immer weniger. Auf dem Rücken hatte sie eine wundgelegene Stelle, die nicht mehr heilen wollte. Der Besuch des Chirurgen stand an, um die Haut auf dem Rücken zu operieren und die abgestorbenen Stellen zu entfernen. Der vertraute Hausarzt schaute sich Frau Ellert ganz in Ruhe an und riet der Familie dringend von dem für die alte Dame viel zu belastenden chirurgischen Eingriff ab. Die Kinder berieten sich untereinander und folgten der Empfehlung des Hausarztes.

Eine Woche später verstarb Frau Ellert, ohne noch einmal einer strapaziösen Operation mit Narkose unterzogen worden zu sein.

„Das war eine schwere Entscheidung"

Regina Rudolf, 89 Jahre alt, lebt in einem Pflegeheim und will nicht mehr essen und trinken. Der Sohn ist besorgt und will nicht, dass seine Mutter verdurstet oder gar verhungert. Er spricht mit dem behandelnden Hausarzt über seine Sorgen. Der Arzt erklärt ihm, dass man zwar eine Sonde zur künstlichen Ernährung setzen könne, das sei aber sehr belastend für seine Mutter und der Erfolg wäre zweifelhaft. Er erklärt ihm weiter, dass ein sterbender Körper keine Nahrung mehr aufnehmen würde, weil sich der Stoffwechsel verändert und die inneren Organe so ganz langsam die Arbeit einstellen. Er muss als Angehöriger die Entscheidung für oder gegen eine Sonde treffen und es quält ihn so, als sei es eine Entscheidung zwischen Leben und Tod. Die Erklärung des Arztes erleichtert ihm letztendlich die Entscheidung. Die Mutter bekommt keine Sonde und stirbt wenige Tage später.

Eine Patientenverfügung wäre in beiden Fällen für die Entscheidungen der Angehörigen eine große Hilfe. Aber auch mit Patientenverfügung sind die Entscheidungen für Angehörige schwer und sie sollten sich bei diesen Entscheidungen von der Situation der sterbenden Angehörigen leiten lassen, in ihrem Sinne entscheiden oder sich mit dem Hausarzt, der Hausärztin, dem Pflegepersonal oder einem bzw. einer Geistlichen beraten.

9.4   Was tut dem Sterbenden gut?

Hinter allen Überlegungen, was jetzt zu tun ist, steht die Frage: „Was tut dem Sterbenden jetzt im Moment gut?" Die umfassende Antwort lautet: Eine Wohlfühlatmosphäre.

Was gehört dazu?

- *Schmerzfreiheit:* Medikamente, die die Schmerzen lindern.
- *Eine Lagerung,* die angenehm ist. Da ist es manchmal hilfreich, den Oberkörper leicht erhöht zu lagern.
- *Mundpflege:* In der Zeit, in der der Körper keine Flüssigkeit mehr aufnehmen kann, ist die Mundpflege besonders wichtig. Die Lippen werden mit einem kleinen feuchten Schwamm mit einem leckeren Geschmack angefeuchtet. Für den leckeren Geschmack kann alles verwendet werden, was der oder die Sterbende gerne hatte. Als angenehm gelten auch kleine Eisstücke mit einem leichten Geschmack. Die kleinen Eiskugeln können in den Resten einer Pralinenschachtel zubereitet werden. Neben verschiedenen Säften können auch Bier, Wein oder Sekt verwendet werden. In der Apotheke erhält man kleine Sticks mit einem Schwamm zur Mundpflege.
- *Ein angenehmes Raumklima:* Die Beleuchtung sollte warm und gedimmt statt kalt und grell sein. Je nach Jahreszeit lüften Sie so oft wie möglich, frische Luft ist einfach wichtig.
- *Wohlfühlgeruch:* Als angenehm werden oft auch bestimmte Düfte im Raum empfunden. Entspannende Düfte sind der sehr kostbare Klassiker Rosenöl und erschwinglichere Düfte wie Lavendel, Zitrusdüfte wie Neroli, Orange, Mandarine oder auch Zirbelholz. Die wohltuenden und entspannenden Lavendelölkompositionen sind unter dem Namen „Schlaf wohl" oder „Gute Nacht" erhältlich. Sie gibt es als reines ätherisches Öl, Körperöl und auch als Raum- oder Kissenspray. Dabei sollten ausschließlich qualitativ hochwertige Öle und diese auch nur äußerlich verwendet werden. Man kann das Rosenöl hinter die kleine Kuhle hinter dem Ohr tupfen – so wie früher das Parfüm. Mit den Tropfen reinen Öls kann auch eine Duftlampe eingesetzt werden. Mit dem Körperöl können Angehörige sanft die Oberarme oder die Brust einreiben und sie vorher mit einem lauwarmen Waschlappen befeuchten. Man kann auch eine feuchte Kompresse mit Öl beträufeln und auf die Brust und die Arme legen. Eine feuchte Kompresse duftet schneller und dafür kürzer. Ein Wattepad mit einem Tropfen Öl zu beträufeln und in Nasennähe zu legen kann auch Linderung bringen, aber es muss darauf geachtet werden, dass der Duft nicht zu intensiv wird.

Zur Entspannung trägt *Musik* ganz bedeutend bei, die er oder sie schon immer gerne gehört hat. Das können Lieblingslieder oder Kirchenlieder, gesungen oder gesummt, sein oder auch klassische Musik. Schön sind auch *Naturgeräusche* wie Vogelzwitschern, Waldgeräusche oder eine Meeresbrise.

Bei Meeresrauschen sollte es sich eher um sanfte Wellen und nicht um eine aggressive Brandung handeln. Dazu gibt es verschiedene CDs, in die Sie unbedingt vorher hineinhören sollten.

„Mozart"

Liselotte Hübsch, 95 Jahre alt, lebt in einem Pflegeheim und hat sich schon ganz in sich zurückgezogen. Sie spricht kaum noch. Regelmäßig bekommt sie Besuch von ihrer Tochter, die weiß, dass die Mutter früher gerne klassische Musik gehört hat.

Die beiden sitzen nebeneinander und die Tochter hält sie im Arm: „Sag mal, wollen wir nicht ein wenig Musik hören?", fragt die Tochter in die gemeinsame Stille. „Oh ja", antwortet die Mutter. „Was möchtest du denn gerne hören?" Wie aus der Pistole geschossen antwortet die Mutter „Mozart". Ja, denkt die Tochter, Mozart ist wirklich eine Wohlfühlmusik fürs Herz.

- *Berührung.* Sterbende können sehr sensibel sein. Deshalb ist Vorsicht bei Massagen geboten, damit sie nicht zu fest sind und dann als unangenehm empfunden werden. Besser sind sanftes Streicheln oder Ausstreichen der Gliedmaßen. Wohltuend ist auch einfach das Handauflegen. Nähern Sie sich Ihren Angehörigen auf Kopf- oder Brusthöhe. Das Fußende ist zu weit weg. Berührungen im Sinne von „ich bin da" sind wohltuend. Berührungen, die festhalten, machen es den Sterbenden schwer zu gehen. **Welcher Art die Berührungen sind, hat auch viel mit der inneren Haltung der Angehörigen zu tun.** Die Berührung ist eine andere, wenn sie die innerliche Bereitschaft haben, die Sterbenden loszulassen, als wenn sie den geliebten Menschen noch halten wollen.
- *Die Anwesenheit von vertrauten Menschen,* die sie oder ihn nicht allein lassen und ihm Ruhe gönnen, tut gut. Der Rückzug in sich selbst ist keine Abwehr von Nähe. Die liebevolle, ruhige Anwesenheit eines bzw. einer Angehörigen wird auch bei einem inneren Rückzug wahrgenommen. Viele Menschen im Raum verbreiten Unruhe. Das ist nicht angenehm. Im Hospiz wird beispielsweise immer dafür gesorgt, dass nicht zu viele Menschen im Raum sind.
- *Liebevolle Ansprache oder einfach ein stilles Beisammensein.* Wichtig ist, dabei nicht über den Kopf der Sterbenden hinweg zu sprechen, sondern mit ihnen. Das bedeutet für die Angehörigen, einfach da zu sein, dazubleiben und den Sterbeprozess aushalten. Das ist wohl die schwierigste Aufgabe bei der Begleitung Sterbender.

- *Spirituelle Begleitung.* Je nach spiritueller Ausrichtung der Sterbenden sollte auf jeden Fall daran gedacht werden, rechtzeitig den Seelsorger bzw. die Seelsorgerin zu rufen, um den Sterbenden den letzten Segen mit auf den Weg zu geben.

9.5   Wo gibt es Unterstützung?

In dieser schweren Zeit des Sterbens gibt es kompetente Unterstützung durch die spezialisierten ambulanten palliativen Pflegeteams. Der behandelnde Arzt, die behandelnde Ärztin kann die Pflege verordnen. Sie kommen regelmäßig ins Haus und versorgen die Pflegebedürftigen. Das Ziel ist „eine lindernde, Symptome mindernde, bergend-umhüllende Versorgung, die den ganzen Menschen und sein soziales Umfeld im Blick hat" (Pröllochs, 2019, S. 27). Es geht also darum, Schmerzen und Beschwerden zu lindern und es den Sterbenden so angenehm wie möglich zu machen. Ist man als Angehöriger, als Angehörige unsicher, rechtzeitig Schmerzen oder andere Probleme erkennen zu können, so bekommt man Unterstützung durch die palliativen Pflegeteams. Die Palliativteams und auch der begleitende Hausarzt, die Hausärztin können erkennen, ob der bzw. die Sterbende an Schmerzen leidet, und ihm bzw. ihr Schmerzmittel verabreichen.

Alle Maßnahmen orientieren sich daran, sowohl den Angehörigen als auch den Sterbenden so viel Lebensqualität wie möglich zu erhalten. Die Mitarbeitenden der Palliativteams stehen auch für Sorgen und Fragen der Angehörigen zur Verfügung.

9.5.1   Hospiz, Pflegeheim oder Krankenhaus?

In unserer mobilen Gesellschaft ist es nicht immer möglich, die Pflege-bedürftigen und Sterbenden zu Hause aufzunehmen bzw. für die letzten Wochen in deren Umfeld zu kommen. Ein Teil der Menschen stirbt in den Krankenhäusern. Wenn eine solche Entscheidung ansteht, sind Hospiz oder Pflegeheim sicherlich die bessere Wahl.

Bei der Entscheidung für ein Hospiz ist es sinnvoll, vorher mit dem Hospiz Kontakt aufzunehmen. Dort muss man manchmal mit Wartezeiten von einigen Tagen und Wochen rechnen.

Zum Ende hin werden die Pflege und Fürsorge zunehmend aufwendiger und bringen pflegende Angehörige oft an ihre Grenzen. Viele entscheiden sich dann doch, bei steigendem Pflegebedarf die Betroffenen in eine

Pflegeeinrichtung oder ein Hospiz zu geben. Sowohl im Hospiz als auch in den Pflegeeinrichtungen gibt es geschultes Personal und engagierte Ehrenamtliche, die auch den Angehörigen zur Seite stehen.

In einer Akutsituation nach einem Sturz oder anderen gesundheitlichen Problemen kann plötzlich die Frage nach einer Krankenhauseinweisung aufkommen. Das will wohlüberlegt sein. Eine Klinikeinweisung ist für die Betroffenen eine enorme Belastung, die möglichst vermieden werden sollte. Die Akutkliniken sind nicht auf die Behandlung Demenzkranker eingerichtet und die Betroffenen kommen in eine ungewohnte Umgebung mit neuen fremden Menschen. Diese Situation löst oft große Unsicherheit und möglicherweise sogar Ängste aus. Diese psychischen Belastungen beeinträchtigen den Genesungsprozess in der Klinik erheblich und der Aufenthalt in der Klinik bringt oft nicht den gewünschten Effekt. Nicht selten kehren diese Patientinnen und Patienten in einem schlechteren Zustand wieder zurück.

Wichtig für die letzte Lebensphase ist eine medizinische Versorgung und Erreichbarkeit durch den Hausarzt bzw. die Hausärztin. Die Angehörigen sollten ihn bzw. sie in der Sterbephase persönlich erreichen können, um schnell Rücksprache halten zu können. Eine Betreuung durch den Hausarzt oder die Hausärztin sollte auch bei einem Aufenthalt in einem Pflegeheim gewährleistet sein.

Einem Umzug in ein Pflegeheim geht oft ein Krankenhausaufenthalt vorweg, bei dem deutlich geworden ist, dass eine Rückkehr in das häusliche Umfeld aus verschiedenen nachvollziehbaren Gründen nicht mehr möglich ist oder die Angehörigen mit der erforderlichen Pflege am Ende ihrer Kräfte oder überlastet sind. Der Umzug in ein Pflegeheim kann für beide Teile eine Entlastung bringen, wenn die Angehörigen loslassen und die Chance sehen können, die sich ihnen bietet: Sie werden von der Pflege und Versorgung entlastet und können sich nun voll auf die Besuche und die Begleitung auf dem letzten Weg und im Sterbeprozess konzentrieren. Ein weiterer Vorteil: Sie gewinnen mit dem Pflegepersonal kompetente Gesprächspartner hinzu, die bei Unsicherheiten und Fragen weiterhelfen können. Hilfreich ist für die letzte Phase auch der Kontakt zu Ehrenamtlichen aus der Hospizbewegung. Gut wäre, wenn es vom Heim aus eine Kooperation mit dem Hospiz und ehrenamtlichen Sterbebegleiterinnen und -begleitern gäbe.

9.5.2 Letzte-Hilfe-Kurse

So, wie es immer schon Erste-Hilfe-Kurse gegeben hat, werden in den letzten Jahren u. a. von den kirchlichen Trägern, dem DRK und der Hospizbewegung Letzte-Hilfe-Kurse angeboten.

Letzte-Hilfe-Kurse wollen die Angehörigen zur Begleitung am Lebensende ermutigen und befähigen. Sie vermitteln Grundwissen zum Thema Sterben, Tod und zur Begleitung Sterbender.

9.5.3 Der letzte Koffer – der Abschiedskoffer

Für die letzte Reise ist es ganz hilfreich, einen Abschiedskoffer bereitzustellen. In ihn kann alles hinein, was für die Begleitung bei der letzten Reise benötigt wird:

- Ätherische Öle: Rose, Lavendel, Lavendelduftkompositionen mit Neroli, Orange, roter Mandarine wie: „Gute Nacht" (Wadi) oder „Schlaf gut" (primavera), Zirbelholz,
- Aromalampe,
- Wattebausch bzw. Wattepads,
- Mundpflegestäbchen (gibt es in der Apotheke),
- wohlschmeckende Flüssigkeit,
- alte Pralinenform, um kleine Eiswürfel zum Lutschen herzustellen,
- etwas Kuscheliges (z. B. ein weiches Fell),
- Kerzen und Streichhölzer,
- eine Bibel oder ein Buch, das den Sterbenden, die Sterbende lange begleitet hat,
- Musik bzw. Naturgeräusche,
- Engel, ein Kreuz oder andere kleine Gegenstände, die dem oder der Sterbenden nahestehen.

9.6 Was brauchen Angehörige?

Die lange Zeit der Demenzerkrankung als fortwährender Prozess des Abschieds, der Trauer und der Sterbebegleitung fordert die Angehörigen heraus, sich auch mit dem Thema Sterben und Tod auseinanderzusetzen. Bereiten Sie sich schon während dieser Zeit innerlich auf den Abschied vor. In aller Vorsicht sollten Fragen zum Abschied und zu Wünschen zur Gestaltung der Beerdigung mit dem Menschen mit Demenz besprochen werden. Es bietet sich die Möglichkeit, Wünsche zu erfragen und Vorkehrungen zu treffen, damit diese Wünsche auch umgesetzt werden können.

Wenn jemand zu Hause sterben möchte, braucht es Zeit, um beispielsweise eine ambulante palliative Spezialpflege zu organisieren. Ist an ein

Sterben im Hospiz oder einer Palliativeinrichtung gedacht, dann sollte man sich rechtzeitig mit der Einrichtung in Verbindung setzen, weil in der Regel mit einer Wartezeit von einigen Tagen bis Wochen gerechnet werden muss. Die Einrichtungen können alle offenen Fragen kundig beantworten.

„Der endgültige Abschied kann auch ein Geschenk sein"

Die Tochter von Gisela Klein sieht, dass ihre Mutter immer weniger wird und sich mehr und mehr zurückzieht. Sie möchte sich innerlich auf den Abschied von der geliebten Mutter vorbereiten und entscheidet sich, das nahegelegene Hospiz vorsorglich zu besuchen.

Dort hat sie Gelegenheit, mit den Mitarbeitenden alle Fragen zum Thema Abschied, Tod und Sterben ausführlich zu besprechen. Sie hat aus den Gesprächen gelernt, dass dank der liebevollen Begleitung durch das Hospiz dem Abschied die Schwere genommen werden kann. Sie stellt nach dem Besuch fest: Der vorsorgliche Besuch im Hospiz war gut. Aus dem Gespräch im Hospiz nimmt sie letztendlich diesen Satz mit: „Der endgültige Abschied kann auch ein Geschenk sein."

Gespräch mit dem Bestattungsunternehmen

Entlastung kann auch ein Vorgespräch mit dem Bestatter der Wahl bringen. Dann müssen nicht direkt nach dem Tod alle Fragen zur Bestattung im Eiltempo entschieden, sondern es können rechtzeitig alle Fragen zur Beerdigung, die dazugehörenden Formalitäten und Kosten besprochen werden. Viele Bestatter sind inzwischen auch offen für Sonderwünsche oder bieten Varianten für eine Beteiligung der Angehörigen an. Es beginnt mit dem Waschen und Einkleiden der Verstorbenen, der Ausstattung des Sarges und des Einbettens in den Sarg. An allen einzelnen Arbeitsgängen können sich Angehörige als letzten Liebesdienst beteiligen, wenn sie es mögen. Auch die Begleitung der Toten auf ihrer letzten Fahrt bis zum Krematorium ist möglich. Einige alternative Bestattungsunternehmen bieten eine individuelle Betreuung für die Angehörigen an, die den Angehörigen für die gesamte Zeit vom Tod bis zur Bestattung für alle Fragen zur Seite steht. Es ist entlastend eine feste Ansprechperson zu haben. Fragen Sie nach, ob solch ein Angebot bei dem Bestattungsunternehmen Ihrer Wahl für Sie besteht.

Auch Wünsche und Vorstellungen für die Ausgestaltung der Trauerfeier können rechtzeitig besprochen werden – ob sie in der Kirche, der Friedhofskapelle oder in den Räumlichkeiten des Bestatters stattfinden soll oder ob eine ganz andere Variante erwogen wird. Wünsche und Ideen zu Musik und Blumenschmuck sowie begleitende Worte sind wichtige Punkte, die im Sinne der Verstorbenen gestaltet oder aber auch mit ihnen zu Lebzeiten besprochen werden können.

Die gewünschte Form der Beisetzung ist ein weiterer wichtiger Punkt und sollte unbedingt rechtzeitig miteinander erörtert werden: Erdbestattung, Urnenbegräbnis, Seebestattung oder Beisetzung in einem Friedwald sind häufige Formen der Beisetzung. Viele Friedhöfe bieten wegen des steigenden Interesses auch unterschiedliche Möglichkeiten an. Die rechtzeitige Klärung all dieser wichtigen Fragen trägt dazu bei, dass Angehörige sich der Begleitung im Sterbeprozess voll und ganz widmen können und gibt den Sterbenden die Sicherheit, dass alles geordnet und nach ihren Wünschen gestaltet wird.

9.7   Die Haltung in der Sterbebegleitung

Die Auseinandersetzung mit dem nahen Tod ist immer auch eine Auseinandersetzung mit der eigenen Endlichkeit. Sie hilft auch dabei, sich in die Sterbenden hineinzuversetzen und gute Entscheidungen in ihrem Sinne zu treffen. Für die Sterbebegleitung ist eine Haltung ganz wichtig, die den Sterbenden das Gehen erlaubt und sie nicht festhält (für die Hamburger sei an einen Abschiedsgruß für Helmut Schmidt erinnert: „Tschüss Helmut – grüß Loki").

Es ist für viele bestimmt schwer, einen geliebten Menschen zu verlieren und eine solche Haltung einzunehmen. Wie findet man den Weg zu einer solchen Haltung?

Ein Weg kann sein, in Gesprächen mit Freunden, im privaten Umfeld oder mit professioneller Unterstützung für sich eine Klärung herbeizuführen. Eine andere Möglichkeit wäre, einen Ort aufzusuchen, an dem man sich wohl fühlt und der Gelegenheit gibt, sich in Gedanken mit der zukünftigen Situation auseinanderzusetzen, um sich eine Haltung in dieser wichtigen Frage zu erarbeiten. Hilfreich sind Orte mit viel Himmel und einem weiten Horizont. Doch sollte man sich immer vergegenwärtigen, dass es in erster Linie darum geht, es dem Sterbenden leichter zu machen, denn er oder sie spürt unsere Stimmung und innere Haltung.

Hilfreich für alle Beteiligten wäre eine Haltung, die sich folgendermaßen beschreiben lässt: „Du darfst gehen – ich bleibe noch ein wenig – und folge dir dann nach", vielleicht auch: „Wir treffen uns wieder."

Auch wenn durch geschlossene Augen und inneren Rückzug der Eindruck entstanden sein mag, er bzw. sie bekomme doch gar nichts mehr mit: Dem ist nicht so.

Fadenriss

Ilse Rudolph ist Sterbebegleiterin und sitzt am Kopfende einer Sterbenden. Sie liegt im Bett und hat die Augen geschlossen. Frau Rudolph ist sehr vertraut mit ihr und weiß um ihre religiöse Bindung zum christlichen Glauben. Sie schlägt vor, zusammen zu beten und beginnt, das Vaterunser zu beten. Mitten im Gebet verliert sie den Faden und weiß nicht mehr weiter.

„Ausgerechnet jetzt – ich hab den Faden verloren – so ein Mist – wie peinlich", sagt sie laut zu sich selbst. Da bemerkt sie im Gesicht der Sterbenden ein feines Lächeln.

Seelischer Beistand tut gut

Es hat sich als sehr hilfreich erwiesen, jemanden an der Seite zu haben, der sich auskennt und den Angehörigen zur Seite steht. Wie zu Beginn des Lebens ist es auch zum Ende eines Lebens wichtig und hilfreich, Beistand in Anspruch zu nehmen. Das kann jemand sein, der sich mit Sterbebegleitung auskennt, oder eine enge Vertraute aus dem Umfeld der betroffenen Familie. Die Funktion des Beistandes ist, für die pflegenden Angehörigen da zu sein. Schauen Sie sich rechtzeitig in Ihrem Umfeld um, wen Sie ansprechen können. Ihre Begleitung sollte nur für Sie da sein, für Sie sorgen, Sie auch mal ablösen, Ihnen Kraft geben und Trost spenden. Das ist ihre vordringlichste Aufgabe.

9.8   Stille

Mit dem Tod tritt ein Moment der Stille ein.

Nehmen Sie sich diesen Raum der Stille, in dem die Zeit für kurze Zeit stehen bleibt.

Es ist ein Raum für Dankbarkeit.

9.9   … und danach

Für den Leichnam stellt der Arzt, die Ärztin den Totenschein aus. Wenn die Angehörigen zu Hause gestorben sind, kann es sein, dass mit dem Arzt, der Ärztin, die den Tod feststellen muss, auch die Polizei ins Haus kommt, um ein Verbrechen auszuschließen. Die Polizisten gehen auch relativ schnell wieder.

Der bzw. die Tote darf eine begrenzte Zeit zu Hause aufgebahrt werden. So bekommen auch andere Angehörige die Möglichkeit, Abschied zu nehmen.

Im Hospiz und im Pflegeheim gibt es für die Angehörigen Zeit und Gelegenheit zum Abschiednehmen. Im Krankenhausbetrieb werden Sterbende häufig in Einzelzimmer verlegt. Sie sollten am besten bei der Einlieferung ins Krankenhaus das Thema ansprechen und fragen, wie die Klinik mit diesem Thema umgeht.

Spätestens nachdem der Trubel um die Beerdigung abgeklungen ist, beginnt die Zeit der Trauer. Es ist nicht verwerflich, wenn Angehörige auch Erleichterung spüren, dass die Last der Pflege und Fürsorge für einen geliebten Menschen nun von ihnen genommen ist. Sie hindert nicht daran, zu trauern und an die Zeit mit dem geliebten Menschen zu denken. Es gibt einen schönen Trost: Das Herz wird nicht dement und uns bleibt auch nach dem Tod die Verbindung von Herz zu Herz.

„Es ist eine Ferne,
die war, von der wir kommen.
Es ist eine Ferne,
die sein wird, zu der wir gehen."

Johann Wolfgang von Goethe

Literatur- und Internethinweise

Pröllochs, C. (2019). Sterbebegleitung bei Menschen mit Demenz. In Alzheimer Gesellschaft Braunschweig (Hrsg.), *Abschiednehmen, Sterben und Trauer bei Demenz, Ein Leitfaden für Begleiter*. Tectum. https://www.alzheimergesellschaft-hannover.de/wp-content/uploads/2019/12/Abschied-Sterben-und-Trauer-bei-Demenz.pdf. Zugegriffen: 25. Sept. 2020.

Empfehlungen für die Sterbephase: https://www.deutsche-alzheimer.de/fileadmin/alz/pdf/empfehlungen/empfehlungen_sterbephase.pdf. Zugegriffen: 25. Sept. 2020.

Ratgeber Palliativversorgung. Sozialrechtliche und psychosoziale Informationen für die letzte Sterbephase. https://www.betanet.de/files/pdf/ratgeber-palliativversorgung.pdf. Zugegriffen: 25. Sept. 2020.

Nicole, R. (2005). „Abschied nehmen – Begleitung Demenzkranker in ihrer letzten Lebensphase". http://www.integrative-validation.de/files/iva/pdf/begleitung.pdf. Zugegriffen: 21. Sept. 2020.

Deutscher Hospiz und Palliativverband: www.dhpv.de.

10

Checklisten und Internetlinks

10.1 Aus Kap. 1

- *Checkliste für den Besuch bei der Ärztin bzw. beim Arzt* – am besten gemeinsam mit Angehörigen
- Bei einem Verdacht auf eine Demenz sind folgende Angaben hilfreich:

  - Gibt es in der Familie Menschen mit einer demenziellen Erkrankung?
  - Seit wann beobachten Sie Gedächtnisprobleme?
  - Suchen Sie häufiger nach verlegten Gegenständen?
  - Wie ist der Umgang mit Geld? Klappt das Bezahlen an der Kasse?
  - Gibt es bei Gesprächen Verständnisprobleme?
  - Ist der Geruchssinn schlechter geworden?

- Wenn Sie das erste Mal gemeinsam mit Ihrem Angehörigen einen Facharzt, eine Fachärztin aufsuchen:

  - Medikamentenplan
  - Informationen zur Krankengeschichte
  - Evtl. andere Arztbefunde und Krankenhausberichte

© Springer-Verlag GmbH Deutschland, ein Teil von Springer Nature 2022
I. Riechert, *Was kommt bei Demenz auf uns zu?*,
https://doi.org/10.1007/978-3-662-62850-8_10

10.2 Aus Kap. 3

Zur Begutachtung der Pflegebedürftigkeit

- Entlassungsberichte von Krankenhäusern oder Reha-Kliniken
- Bescheinigungen der Hausärztin bzw. des Hausarztes, der Neurologin bzw. des Neurologen
- Vorhandene Gutachten und Atteste
- Die Betroffenen neigen bei den Begutachtungsterminen dazu, ihre Einschränkungen zu bagatellisieren, deshalb sollten Sie als Angehörige für das Gespräch mit der Gutachterin bzw. dem Gutachter eine Zusammenstellung der Beeinträchtigungen vorbereiten mit Informationen zur Krankengeschichte

Für den Antrag auf Schwerbehinderung
www.einfach-teilhaben.de/Schwerbehinderung/SB **und Ausweis/Antragsformulare**

- Antrag aus dem Internet herunterladen und ausfüllen

Den Antrag können Sie ergänzen mit:

- Angaben zur Krankengeschichte
- Gutachten
- Arztberichten
- Schweigepflichtentbindung

Feststellung des Pflegegrades

- Beschreibung der Beeinträchtigungen

10.3 Heimunterbringung – Auszug aus Kap. 6

- Wie ist die *Lage des Hauses*? Ist es mit öffentlichen Verkehrsmitteln erreichbar? Welche Angebote gibt es in der näheren Umgebung? (Einkaufsmöglichkeiten, Café, Frisör, Grünanlage)
- Gibt es Kontakte zu Kirchengemeinde, Kindergarten, Schulen in der Nachbarschaft?

- Wer ist der *Träger des Hauses*? Gemeinnützig oder privat?
- Positiv sind Stiftungen und gemeinnützige Träger, sie müssen für den Träger keinen Gewinn abwerfen.
- Wie ist die *Fluktuation* der Mitarbeiter und Mitarbeiterinnen im Haus? Wie viele langjährig Beschäftigte gibt es? Eine geringe Fluktuation spricht für die Güte eines Hauses.
- Werden die Mitarbeiter und Mitarbeiterinnen nach *Tarif* bezahlt? Ein tarifliches Entgelt für alle sichert den Betriebsfrieden.
- Wie viel Zeit ist für die Pflege vorhanden? Wie ist die personelle Besetzung am Tag und in der Nacht?
- Gibt es einen *Wohnbeirat* im Haus? Dann können Sie auch gerne mit ihm Kontakt aufnehmen und fragen, wie die Zusammenarbeit mit dem Träger läuft und wie ernst die Mitwirkungsmöglichkeiten des Heimbeirates im Haus genommen werden.
- Fragen Sie nach dem *Beschwerdemanagement*. Wie geht das Haus mit Beschwerden von Bewohnerinnen und Bewohnern und Angehörigen um? Dieser Punkt interessiert im Übrigen den Medizinischen Dienst der Krankenkassen (MDK) besonders bei seinen Bewertungen.
- Was kostet das Haus und wie verteilen sich die *Kosten*? Der Eigenanteil für die Pflege ist inzwischen bei allen Pflegegraden gleich. Unterschiede in den Kosten machen vor allem Kosten für Miete, Verpflegung und die Investitionszulage.
- Welche Leistungen sind Standard?
- Wie ist die *Ausstattung des Hauses*? Anzahl der Zimmer, Einzel- bzw. Doppelzimmer?
- Gibt es vom Haus Hilfe und Unterstützung beim *Beantragen von Sozialleistungen*?
- Sind die Bereiche *Wäsche, Küche, Reinigung und Gartenpflege an Fremdfirmen* vergeben oder werden sie von Beschäftigten des Hauses durchgeführt? Je mehr Arbeiten von den eigenen Mitarbeitern und Mitarbeiterinnen durchgeführt werden, desto besser.
- Wer hilft beim *Einzug*?
- Dürfen eigene Möbel mitgebracht werden? Das ist besonders wichtig für das Wohlgefühl der Bewohnerinnen und Bewohner.
- Wie gestaltet das Haus die Eingewöhnungsphase?
- Gibt es ein Gästezimmer für Angehörige?
- Gibt es Räume für private Feiern?
- Können Haustiere mitgebracht werden?
- Gibt es Tiere, die durch das Haus versorgt werden?

- Wie ist die *medizinische Versorgung*? Hat das Haus *ein Ärztenetzwerk* bzw. können die eigenen Behandlerinnen und Behandler beibehalten werden?
- Gibt es eine *seelsorgerische Betreuung* für die Bewohnerinnen und Bewohner?
- Gibt es besondere Angebote im Haus für Menschen mit Demenz mit dem Ziel der Aktivierung?
- Welche kulturellen und therapeutischen Angebote gibt es im Haus?

Zusätzlich zu der im Buch vorgeschlagenen Liste können Sie sich hier eine Checkliste herunterladen, die erstellt worden ist von der BIVA e. V. (Pflegeschutzbund) und BAGSO (Bundesarbeitsgemeinschaft der Seniorenorganisationen e. V.): https://www.bagso.de/fileadmin/user_upload/bagso/06_Veroeffentlichungen/2019/BAGSO_Checkliste_Seniorenpflege-heim.pdf.

10.4 Internet-Links

- www.wegweiser-demenz.de
  Diese Seite ist eine Seite des Bundesministeriums für Familie, Senioren, Frauen und Jugend. Sie informiert rund um das Thema Demenz.
- www.bmg.bund.de
  Das Bundesministerium für Gesundheit informiert auf seiner Internetseite im Bereich Pflege auch zum Thema Demenz. Interessierte finden hier alles Wichtige zum „Leuchtturmprojekt Demenz" sowie hilfreiche Publikationen zum Thema.
- www.wege-zur-pflege.de
  Das Internetportal des Bundesministeriums für Familie, Senioren, Frauen und Jugend bietet ein umfangreiches Informationsangebot.
- www.bmfsj.de
  Bundesministerium für Familie, Senioren, Frauen und Jugend
  Neben Aktuellem aus der Politik informiert das Ministerium über laufende Initiativen zu den Themen Demenz und Pflege.
- www.bmjv.de
  Bundesministerium der Justiz und für Verbraucherschutz
  Auf der Internetseite des Bundesministeriums der Justiz finden Interessierte unter anderem **Mustertexte,** die bei der Erstellung von Vorsorgevollmachten, Betreuungsverfügungen, Konto- und Depotvollmachten hilfreich sind.

- www.bagso.de. *Bundesarbeitsgemeinschaft der Senioren-Organisationen*
  Über die Bundesarbeitsgemeinschaft der Senioren-Organisationen (BAGSO) und die Büros ihrer Mitgliedsverbände finden ältere Menschen, die sich engagieren wollen, viele Anregungen und auch die passenden Ansprechpartnerinnen und Ansprechpartner vor Ort.
- www.kda.de
  Das Kuratorium Deutsche Altershilfe (KDA) entwickelt Lösungskonzepte und Modelle für die Arbeit mit älteren Menschen und hilft, diese in der Praxis umzusetzen. Auf der Internetseite findet sich u. a. ein Shop für Bücher und Filmratgeber zum Thema Demenz.
- www.aktion-demenz.de
  Die Aktion Demenz versteht sich als Bürgerbewegung, die sich für das Wohlergehen und die gesellschaftliche Teilhabe Demenzkranker und deren Angehöriger einsetzt. Dazu arbeitet die von der Robert Bosch Stiftung geförderte Initiative auch mit anderen Organisationen und Gruppen zusammen.
- www.alzheimerforum.de
  Unter dem Motto „Freude erleben trotz Alzheimer" bietet das Forum den Austausch mit direkt und indirekt Betroffenen sowie umfassende Informationen zum Leben mit der Alzheimer-Krankheit.
- www.demenzforum.net
  Das Forum enthält weitreichende Informationen zur Demenzerkrankung und ermöglicht Mitgliedern, darüber zu diskutieren oder auch mal Spaß zu machen und Freude zu teilen.
- www.deutsche-alzheimer.de
  Bei der Deutschen Alzheimer Gesellschaft und ihren regionalen Mitgliedsgesellschaften finden Demenzkranke und ihre Angehörigen Rat und Unterstützung in allen Fragen. Der gemeinnützige Verein wurde in den 1980er-Jahren als Selbsthilfeorganisation von Angehörigen Demenzkranker gegründet.
- www.awo-pflegeberatung-online.de
  Die Online-Pflegeberatung der Arbeiterwohlfahrt bietet Senioren, Angehörigen und pflegebedürftigen Menschen wie Demenzkranken Hilfe und Unterstützung. Unter anderem beraten die Fachkräfte zu den Leistungen der Pflegeversicherung, vermitteln Haushaltshilfen und organisieren die Tagespflege im eigenen Haushalt.
- www.caritas.de
  Die Caritas ist der größte Wohlfahrtsverband Deutschlands und gehört zur katholischen Kirche. Neben allgemeinen Beratungsleistungen bietet die Hilfsorganisation auch mobile soziale Dienste wie Essen auf Rädern, ambulante Dienste und stationäre Pflegeleistungen an.

- www.diakonie.de
  Die Diakonie bietet zahlreiche Hilfsangebote für ältere und pflegebedürftige Menschen. Das Seniorenwerk der evangelischen Kirche
  betreibt unter anderem ambulante Pflegedienste und Einrichtungen der
  stationären und offenen Altenhilfe.
- www.asb.de
  Der Arbeiter-Samariter-Bund übernimmt die ambulante Pflege Demenzkranker und anderer Pflegebedürftiger, berät Betroffene rund um die
  Leistungen der Pflegeversicherung und bietet Kurse für pflegende
  Angehörige an.

Printed in the United States
by Baker & Taylor Publisher Services